孩子生病不慌张
跟专家轻松
学小儿推拿

全新图解版

刘乃刚　主编

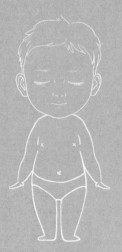

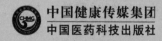

中国健康传媒集团

中国医药科技出版社

内容提要

　　本书专门写给没有医学专业背景的家长们。书中详细介绍了小儿推拿基本手法和小儿常见病的中医辨证及推拿手法，内容通俗易懂，便于家长理解和学习。家长们只要按照书中的内容进行小儿推拿，就能为孩子缓解不适，减轻病痛。本书配有穴位定位图和推拿手法示意图，让家长一看就懂，一学就会，帮助激发孩子内在的免疫力，让孩子们健康成长。

图书在版编目（CIP）数据

　　孩子生病不慌张：跟专家轻松学小儿推拿：全新图解版 / 刘乃刚主编 . — 北京：中国医药科技出版社，2020.12

　　ISBN 978-7-5214-2094-4

　　Ⅰ . ①孩…　Ⅱ . ①刘… 　Ⅲ . ①小儿疾病—推拿—图解　Ⅳ . ① R244.15-64

　　中国版本图书馆 CIP 数据核字（2020）第 199738 号

美术编辑　陈君杞
版式设计　锋尚设计

出版　**中国健康传媒集团**│**中国医药科技出版社**
地址　北京市海淀区文慧园北路甲 22 号
邮编　100082
电话　发行：010-62227427　邮购：010-62236938
网址　www.cmstp.com
规格　710 × 1000mm　¹/₁₆
印张　14¹/₂
字数　263 千字
版次　2020 年 12 月第 1 版
印次　2020 年 12 月第 1 次印刷
印刷　三河市万龙印装有限公司
经销　全国各地新华书店
书号　ISBN 978-7-5214-2094-4
定价　49.00 元
版权所有　盗版必究
举报电话：010-62228771
本社图书如存在印装质量问题请与本社联系调换

获取新书信息、投稿、为图书纠错，请扫码联系我们。

编委会

主　编　刘乃刚
副主编　王　欢　刘　畅　刘玉秀
编　委（按姓氏笔画排序）
　　　　丁海涛　王鹰雷　杨　帆　陈　剑
　　　　贾云芳　唐学章　黄煜升

前言

推拿疗法是中医外治法的重要组成部分，几千年来为中华民族的健康事业做出了巨大贡献。小儿推拿是将各种推拿按摩手法应用于小儿躯体，以强身健体、防治疾病的一种简便易行的方法。随着社会的进步，人们生活水平的不断提高，推拿这种既简便有效，易于实施，又安全无副作用的绿色疗法越来越受到人们的欢迎。

小儿乃"稚阴稚阳"之体，具有脏腑娇嫩、形气未充与机体发育迅速、生机勃勃的生理特点，同时又具有抵抗力差、容易发病、传变较快、易趋康复的病理特点，因此小儿推拿手法有别于成人推拿手法，而自成体系。临床上，小儿推拿通过手法刺激作用于小儿的特定穴位或特定部位，达到激发小儿自身的抗病与调节功能，起到协调阴阳、扶正祛邪、舒筋活络的作用，从而调整脏腑功能、增强新陈代谢、促进血液循环，使小儿机体健康，茁壮成长。

小儿推拿手法简单易行、操作相对容易，且疗效较好，家长如能自己掌握小儿推拿的手法，就能及时有效地解决很多小儿常见的疾病，起到"未病先防，已病防变"的作用。此外，很多小儿推拿手法都具有保健和治疗疾病的双重作用。"摇筋骨，动肢节，行气血"，人身气血通畅，则正气充足，免疫力增强，故小儿推拿可以防止小儿生病，起到保健的作用。对于很多疾病，小儿推拿可作为辅助疗法，起到治疗作用。一些手法还可用于急症、重症的抢救，例如掐人中、掐老龙等手法，对于昏迷的孩子可促使其苏醒。由此可见，小儿推拿疗法在临床中不可忽视。

本书本着科普的原则，以把小儿推拿疗法普及于广大人民群众为目的，条理清晰，图文并茂，直观形象，易于学习，适合广大孩子家长翻阅学习。

编者

2020年6月

目录

第一章 学会基本手法：给孩子按摩前的必修课

第二章 呼吸系统疾病，小儿推拿显疗效

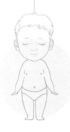

第三章　消化系统疾病，小儿推拿疗效佳

第四章　头面部疾病，小儿推拿标本兼治

第五章　皮肤科疾病，小儿推拿轻松缓解

第六章　选对推拿手法，远离宝宝疾病烦恼

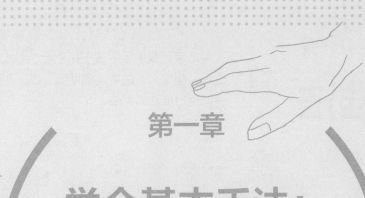

第一章

学会基本手法：
给孩子按摩前
的必修课

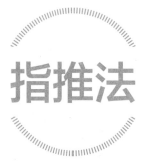

指推法

操作方法

运用单手或双手手指按于孩子治疗部位或穴位上，向前，或由中间向两侧，或由两侧向中间用力推动的手法。

治疗作用

通经活络，调节气血。

分类

直推法 ｜ 分推法 ｜ 合推法

直推法

以拇指或食指、中指指腹按于治疗部位，向前沿直线单方向推动。

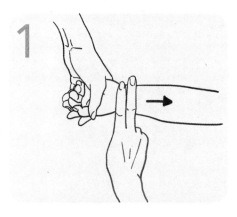

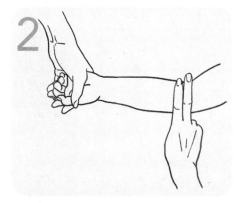

分推法

以双手拇指外侧或指腹，自穴位中间向两旁分推。

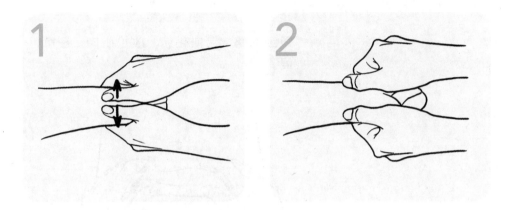

合推法

以拇指桡侧（外侧）缘自穴位两端向中央推动。

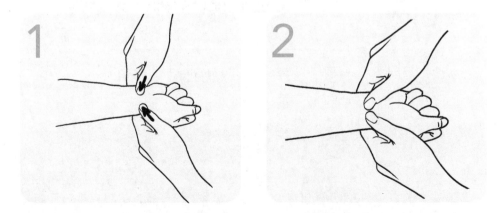

拿法

操作方法
运用单手或双手，以拇指掌面与其余四指掌面对合呈钳形，施以夹力，以掌指关节的屈伸运动所产生的力将孩子肌肉提起的手法。

治疗作用
通经活络，活血化瘀，放松肌肉，缓解痉挛。

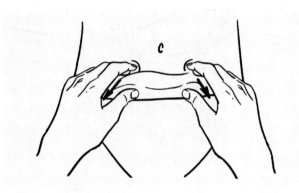

摩法

操作方法
运用手指指腹或手掌等着力，轻按于孩子肢体的治疗部位或穴位的皮肤之上，反复进行环行摩擦皮肤，使其产生轻松舒适之感的手法。

治疗作用
理气和血，镇静止痛。

分类

指摩法　|　掌摩法

掌摩法

又称"摩腹"，以手掌置于腹部，反复进行环形而有节律地抚摩。一般来说，顺时针摩腹为泻法，逆时针为补法。

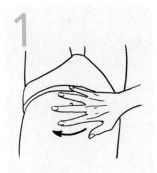
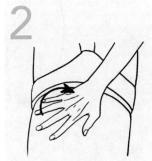
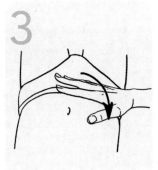

揉法

操作方法

运用手指或手掌按于孩子肢体的治疗部位或穴位之上，反复进行"顺时针"或"逆时针"方向的环旋揉动的手法。

治疗作用

通经活络，活血化瘀，缓解痉挛，调节脏腑功能。

分类

掌揉法 ｜ 指揉法

指揉法

以指端着力于穴位上旋转揉动。

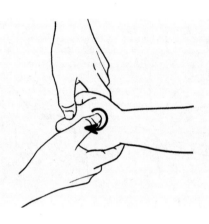

擦法

操作方法

运用手掌掌面或手掌大、小鱼际着力，按于孩子治疗部位或穴位上，沿直线快速往返擦动皮肤的手法，其力直达皮肤及皮下的手法。

治疗作用

调和营卫，消炎散肿，散风祛寒。

分类

掌擦法 | 鱼际擦法

鱼际擦法

以大鱼际或小鱼际在治疗部位上往返擦动。

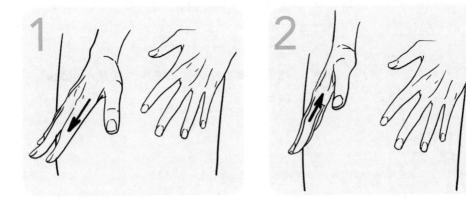

抹法

| 操作方法 | 运用手指或手掌着力，在孩子治疗部位做上下或左右的单方向反复抹动的手法。 |

| 治疗作用 | 调和营卫，疏通经络，理气活血。 |

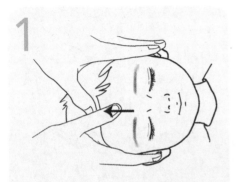
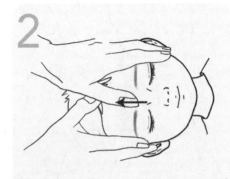

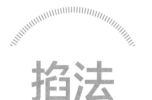

掐法

| 操作方法 | 用拇指指甲尖着力，掐于孩子穴位上，使其产生相应感觉的手法。 |

| 治疗作用 | 疏通经络，解痉镇痛，急救等。 |

| 注意事项 | 此手法刺激性较强，使用时注意不可刺破皮肤。 |

分类

单手掐法 ｜ 双手掐法

单手掐法　以单手的拇指指甲用力，掐按治疗部位。

双手掐法　以双手的拇指指甲同时用力，掐按治疗部位。

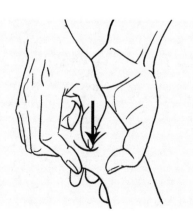

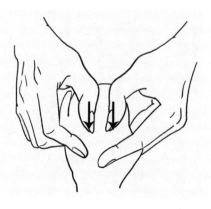

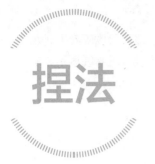

捏法

操作方法

运用双手拇指指腹与食指、中指指腹相对，或与食指中节桡侧相对着力，夹持于治疗部位上，合力将其捏起，边捏边移动位置的手法。现主要作用于脊柱，故又称"捏脊"。

治疗作用

放松肌肉，缓解痉挛，调理脏腑功能。

分类

三指捏法 | 二指捏法

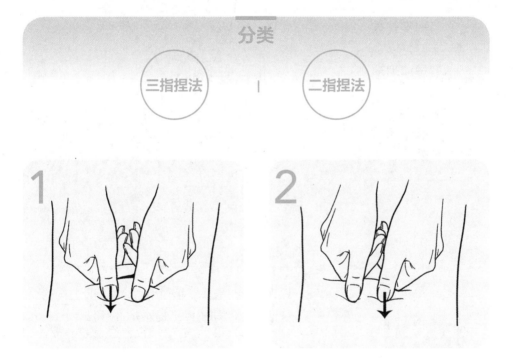

弹拨法

操作方法　用拇指指腹（罗纹面）或尺骨鹰嘴着力于孩子治疗部位，垂直于肌腱、肌腹往返用力的手法。

分类

拇指弹拨法　|　肘弹拨法

注意事项　用拇指弹拨法时，以上肢带动拇指用力。小儿肢体柔弱，一般不用肘弹拨法。

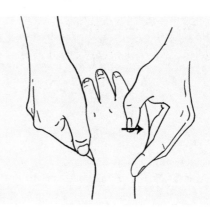

搓法

操作方法　以两手夹住肢体，相对用力，做相反方向的快速搓动，同时上下往返移动的手法。

治疗作用　主要用于四肢、胸胁，有舒理肌筋、调和气血的作用，多作为治疗结束时的手法。

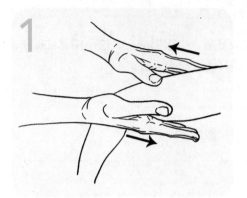

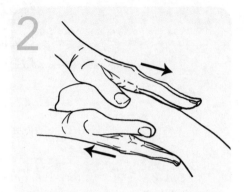

捣法

操作
方法 运用中指指尖或指间关节突着力，反复快速而有节奏地叩击捣动的手法。

治疗
作用 疏通经络，调节气血。

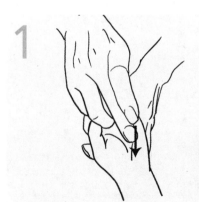

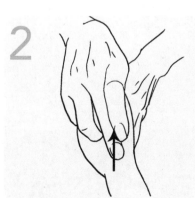

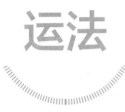

操作方法　以拇指或食指、中指指端在穴位上由此往彼做弧形或环行推动的手法。

治疗作用　调和营卫，散风祛寒。

1

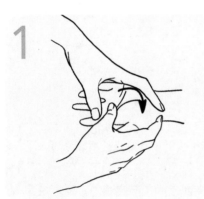

2

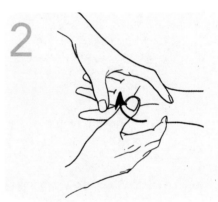

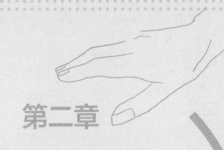

第二章

呼吸系统疾病，
小儿推拿显疗效

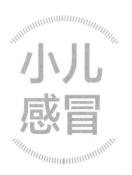

小儿感冒是因感受外邪而引起的肺系疾病，是小儿最常见的疾病之一。发病率高，且发病年龄以婴幼儿最高。四季皆有，以冬、春两季为多，常因气候骤变、寒热失调而发病。轻者称为伤风，重者称为重伤风或时行感冒，全身症状较重，呈流行性趋势者为流行性感冒。若小儿素体虚弱、脏腑失调，经常反复感冒，我们通常称为"复感儿"。

孩子出现发热、恶寒、鼻塞流涕、喷嚏、咽痒，或伴有咳嗽，或伴有呕吐、腹泻、腹胀，或高热惊厥等感冒症状时，家长可以给孩子做以下推拿手法：

1 开天门

孩子取仰卧位，家长坐于孩子头前，用两手拇指指腹着力于前额，交替自印堂（眉心）至神庭（印堂之上，入前发际0.5寸）做抹法，称为"开天门"，连续做30~50次。操作时以拇指的近端带动远端，做上下的单方向移动，其余四指置于头的两侧相对固定。

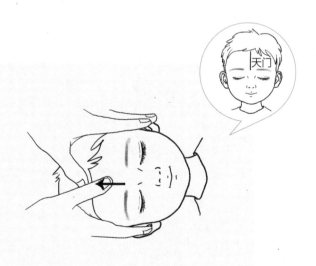

② 推坎宫

孩子取仰卧位，家长坐于孩子头前，用两手拇指的外侧面着力于前额，自眉心向眉梢做分推，称为"推坎宫"，反复操作30~50次。操作时要注意保持力量均匀，做到轻而不浮，重而不滞（用力要适中，用力轻时不能飘浮，用力重时不能凝滞）。

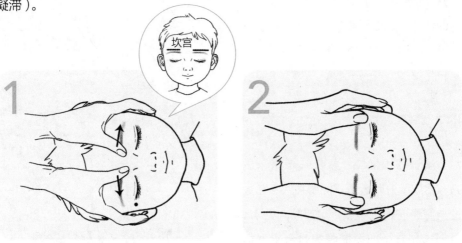

③ 揉太阳

孩子取仰卧位，家长坐于孩子头前，将两拇指指腹紧贴于孩子头部两侧太阳穴（眉梢与外眼角中点，向后约1横指凹陷处）做环旋揉动，其余四指轻扶于孩子脑后，称为"揉太阳"，反复揉2分钟。揉动时压力要均匀，动作要协调、有节律。此法可以减轻感冒引起的头痛。

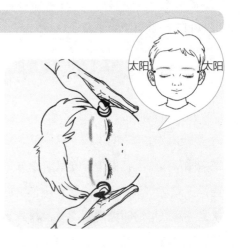

④ **拿揉风池**

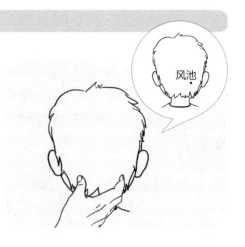

　　孩子取坐位，家长站在孩子的后方，一手扶住孩子前额，另一手以拇指、食指指腹相对用力拿揉其风池穴（颈后枕骨下，胸锁乳突肌与斜方肌三角凹陷中），反复操作2分钟。操作时不可过度用力，以免引起孩子不适。

⑤ **拿肩井**

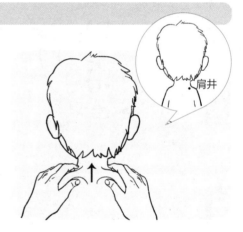

　　孩子取正坐位，家长站于孩子后方，将双手分别置于双侧肩井穴（在大椎与肩峰连线之中点，肩部筋肉处），以拇指和其余四指指腹的对合夹力提拿，以孩子耐受为度，反复10~20遍。操作时注意前臂放松，手掌空虚，提拿的方向要与肌腹垂直。

⑥ **清肺经**

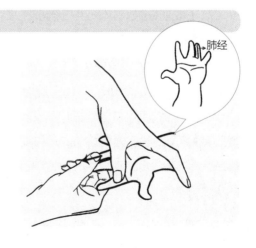

　　孩子取仰卧位，家长站在孩子的侧方，一手扶住孩子的手掌，另一手以拇指指腹从孩子无名指指根向其指尖方向直推，称为"清肺经"，反复操作100次。注意做推法时力量要均匀，着力部位要紧贴孩子皮肤，并沿直线推。

中医学认为，小儿感冒可分为风寒感冒、风热感冒、暑湿感冒、体虚感冒、感冒夹痰、感冒夹滞和感冒夹惊七型。因此，家长需要先对孩子的感冒进行辨证分型，然后再针对不同类型的小儿感冒，配伍一些补充推拿手法，以便于孩子更快恢复健康。

当孩子感冒症状表现为发热，怕冷，无汗，头痛，鼻塞流涕，喷嚏，轻咳嗽，喉痒，舌偏淡，苔薄白，指纹色淡红，则为风寒感冒，家长可以配伍以下推拿手法：

1 掐揉二扇门

孩子取仰卧位，家长坐在孩子身侧，用两手拇指指甲掐揉孩子掌背中指指根两侧凹陷处，称为"掐揉二扇门"，反复掐揉100~300次。注意需用力适度，不可掐破孩子皮肤。

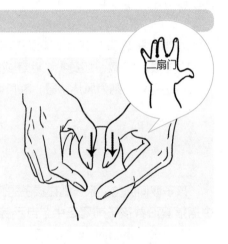

2 揉外劳宫

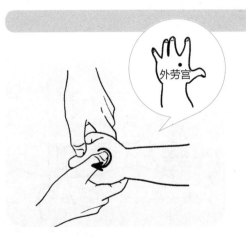

孩子取仰卧位，家长站在孩子的侧方，一手扶住孩子的手掌，另一手以拇指指端在孩子外劳宫穴（在手背侧，第2、3掌骨之间，掌指关节后0.5寸处）上环旋揉动300次。此法对于治疗风寒感冒效果较好。

❸ 推三关

孩子取仰卧位，家长站在孩子的侧方，一手扶住孩子的手部，另一手以拇指内侧，或食指和中指指腹沿着孩子的前臂桡侧，从腕部向肘部直推，称为"推三关"（三关，位于前臂外侧，阳池至曲池成一直线），反复操作200次。在推动的过程中，要注意指腹紧贴孩子的皮肤，压力要适中。

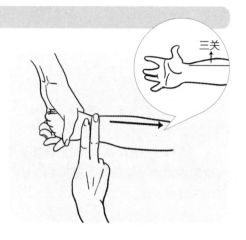

当孩子感冒症状表现为发热重，怕风，有汗或无汗，头痛，鼻塞流脓涕，喷嚏，咳嗽，痰黄黏，咽红或肿，口干而渴，舌质红，苔薄白或薄黄，指纹色浮紫，则为风热感冒，家长可以配伍以下推拿手法：

清天河水

孩子取仰卧位，家长站在孩子的侧方，一手扶住孩子的前臂，另一手以食指、中指指腹沿着孩子前臂正中，自手腕部推向肘部，称为"清天河水"，反复操作100次。注意着力部位要紧贴皮肤，压力要适中（轻而不浮，重而不滞），应沿直线推动。

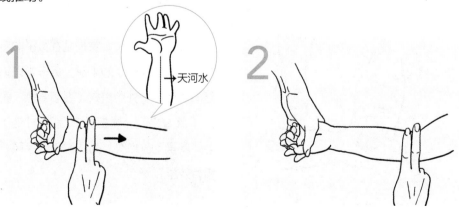

当孩子感冒症状表现为发热，无汗，头痛鼻塞，身重困倦，咳嗽不剧烈，胸闷，恶心，食欲不振，或呕吐泄泻，舌质红，苔黄腻，指纹色紫，则为暑湿感冒，家长可以配伍以下推拿手法：

① 退六腑

孩子取仰卧位，家长站在孩子的侧方，一手扶住孩子的手部，另一手以拇指或食指、中指指腹沿着孩子小指一侧的前臂，从肘部向腕部直推，称为"退六腑"（六腑，位于前臂尺侧，肘尖至阴池成一直线），反复操作300次。在推动的过程中，要注意指腹紧贴孩子的皮肤，压力要适中。

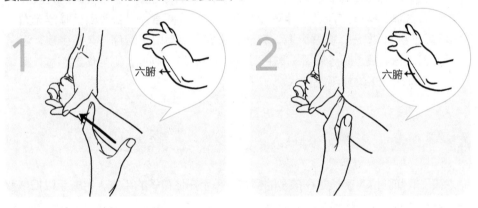

② 清胃经

孩子取仰卧位，家长站在孩子的侧方，一手扶住孩子的手掌，另一手以拇指指腹从其腕横纹向拇指指根方向直推，称为"清胃经"（胃经，位于大鱼际外侧赤白肉际，从掌根至拇指根部），反复操作300次。

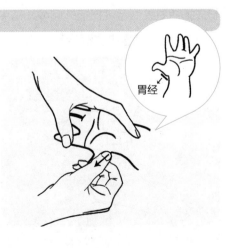

③ 清大肠

孩子取抱坐位或仰卧位，家长站在孩子的侧方，一手扶住孩子的手掌，另一手以拇指外侧面在孩子食指外侧缘，从虎口向食指指尖直推100次。

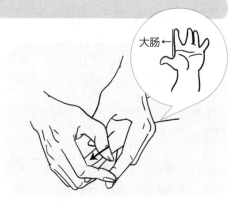

当孩子感冒症状表现为发热，恶风寒，无汗或有汗，头昏或头痛，肢体酸软或疼痛，鼻塞或流涕，伴有疲倦乏力，少气懒言，舌苔薄白，脉浮无力（气虚感冒）；发热、微恶风寒、有汗、头昏，伴有口干咽痛，久咳少痰，舌红少苔，脉细数（阴虚感冒），并且反复发作，缠绵难愈，则为体虚感冒，家长可以配伍以下推拿手法：

① 补脾经

孩子取仰卧位，家长站在孩子的侧方，一手托住孩子的手掌，另一手以拇指罗纹面在其拇指指端罗纹面上做顺时针方向的旋转推动，也可以将孩子拇指屈曲，家长以拇指罗纹面循其拇指外侧缘从指尖向指根直推，统称为"补脾经"，反复操作100次。可治感冒夹有食滞者。

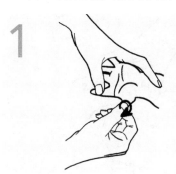

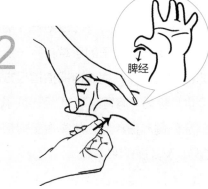

2 捏脊

　　孩子取俯卧位，家长双手食指抵于背脊之上，再将拇指与食指相对，向上捏起皮肤，同时向上捻动，两手交替向前移动。自长强穴（尾骨尖端下方凹陷中）起一直捏到大椎穴（第7颈椎棘突下凹陷中）为1次，反复操作5～6次。注意要直线捏，所捏皮肤的厚、薄、松、紧应适宜，捏拿速度要适中，动作轻快、柔和。

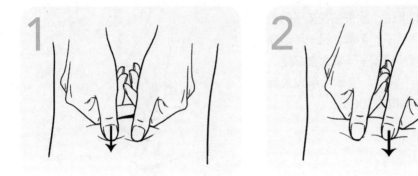

　　当孩子感冒症状伴有咳嗽较剧，咳声重浊，喉中痰鸣，苔滑腻，脉浮数而滑，则为感冒夹痰，家长可以配伍以下推拿手法：

揉肺俞

　　孩子取俯卧位，家长站在孩子的侧方，以一手食指、中指指端分别置于孩子两侧肺俞穴（第3胸椎棘突下，旁开1.5寸）上环旋揉动，约2～3分钟。

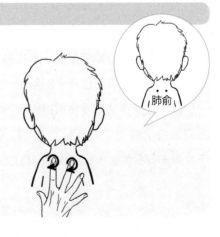

当孩子感冒症状伴有脘腹胀满，不思饮食，口气秽浊，甚则呕吐、泄泻，或大便秘结，小便短黄，舌苔厚腻，脉数，则为感冒夹滞，家长可以配伍以下推拿手法：

揉板门

孩子取仰卧位，家长站在孩子的侧方，一手托住孩子的手掌，另一手以拇指指尖罗纹面按揉孩子手掌大鱼际处，为"揉板门"（板门，位于手掌大鱼际平面），反复操作约300次。

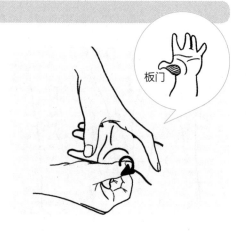

当孩子感冒症状伴有惊惕啼叫，夜卧不安、磨牙，甚则惊厥抽风，舌尖红，脉弦，则为感冒夹惊，家长可以配伍以下推拿手法：

1 清肝经

孩子取抱坐位或仰卧位，家长站在孩子的侧方，一手托住孩子的手掌，另一手以拇指指腹从孩子食指指根向指尖方向直推，称为"清肝经"（肝经，位于食指末节罗纹面），反复操作100次。

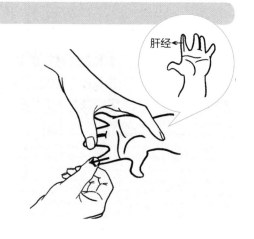

② 揉小天心

孩子取仰卧位，家长站在孩子的侧方，一手托住孩子的手掌，使其掌心向上，另一手以拇指指尖在孩子手掌大小鱼际交界的凹陷处按揉，为"揉小天心"，操作300次。注意用力均匀，力度适中，以孩子可以忍受为度。

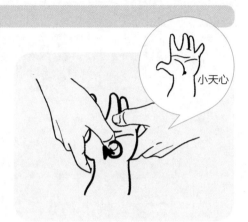

专家提示

孩子在治疗期间要多喝水或新鲜果汁，饮食宜清淡，注意保暖，避免受凉。

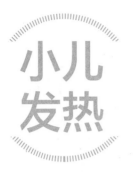

小儿发热指小儿体温异常升高，又称为"发烧"，在儿科最常见。小儿的正常体温受性别、年龄、昼夜及季节变化、饮食、哭闹、气温以及衣被的厚薄等因素影响而有一定范围的波动。体温稍有升高，并不一定有病理意义。因小儿"阳常有余，阴常不足"的生理特点，以及小儿正处于生长发育阶段，免疫功能较低，易受感染而致发热。

中医学认为，小儿发热可分为外感风寒、外感风热、食积发热、阴虚发热和惊恐发热五型。因此，家长需要先对孩子的发热进行辨证分型，然后再针对不同类型的小儿发热，进行以下推拿手法，以便于孩子更快恢复健康。

当孩子发热症状表现为发热，无汗，头身疼痛，恶寒不渴，咳嗽，鼻流清涕，指纹红或青色，脉浮紧，则为外感风寒，家长可以进行以下推拿手法：

1 揉外劳宫

孩子取仰卧位，家长站在孩子的侧方，一手托住孩子的手部，另一手以拇指指端在孩子外劳宫穴（手背第2、3掌骨之间，掌指关节后0.5寸处）上环旋揉动300次。

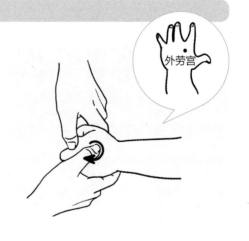

外劳宫

② 揉一窝风

孩子取仰卧位，家长站在孩子的侧方，一手托住孩子的手部，使其掌心向下，另一手以中指或拇指指腹按揉孩子一窝风（手背腕横纹中央凹陷处），操作300次。注意用力均匀，力度适中，以孩子可以忍受为度。

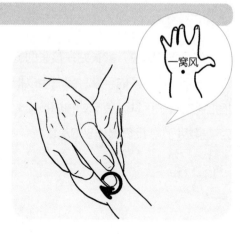

当孩子发热症状表现为发热，有汗，咽喉红肿疼痛，咳嗽，吐浊痰，口唇红，舌苔白或微黄，脉浮数，则为外感风热，家长可以进行以下推拿手法：

点揉曲池

孩子取坐位或仰卧位，家长站在孩子的侧方，一手扶住孩子前臂，另一手点揉其曲池穴（屈肘成直角，当肘弯横纹尽头处）2分钟。操作时动作要和缓，指力要吸定于孩子皮肤上，力量要透达穴位的深层组织，压力均匀，动作要协调、有节律。

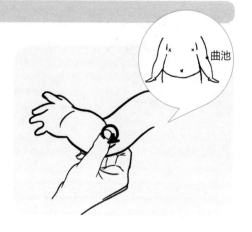

当孩子发热症状表现为发热，口中酸腐，大便秘结，手心腹部热，脉滑，唇红，指纹紫滞，不欲饮食，夜卧不宁，则为食积发热，家长可以进行以下推拿手法：

1 揉板门

孩子取仰卧位，家长站在孩子的侧方，一手托住孩子的手掌，另一手以拇指指腹在孩子手掌大鱼际处往返按揉，为"揉板门"，反复操作300次。

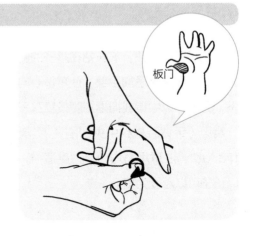

板门

清胃经 2

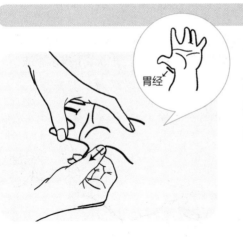

胃经

孩子取仰卧位，家长站在孩子的侧方，一手托住孩子的手掌，另一手以拇指指腹从其腕横纹向拇指指根方向直推，称为"清胃经"，反复操作300次。

3 退六腑

孩子取仰卧位，家长站在孩子的侧方，一手扶住孩子的前臂，另一手以拇指或食指、中指指面沿着孩子前臂尺侧，从其肘部向腕部直推，称为"退六腑"，反复操作200次。在推动的过程中，要注意指面紧贴孩子的皮肤，压力要适中。此法对于一切实热证均有效。

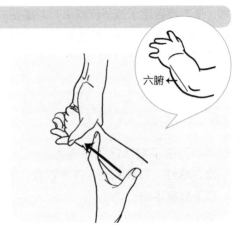

六腑

当孩子发热症状表现为低热，午后或夜间发热重，睡中出汗，五心烦热，颧红盗汗，体瘦唇干，舌红或有裂纹，少苔，脉细数，指纹色紫，则为阴虚发热，家长可以进行以下推拿手法：

① 揉二马

孩子取仰卧位，家长站在孩子的侧方，一手托住孩子的前臂，另一手以拇指指端揉其二马穴（又称二人上马穴，在小儿掌背无名指与小指掌指关节后凹陷处），揉100~300次。

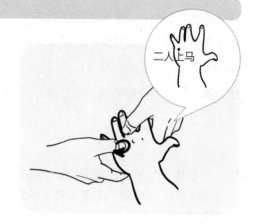

② 推肾经

孩子取仰卧位，家长站在孩子的侧方，一手扶住孩子的前臂，另一手以拇指指腹从孩子小指指尖至其指根方向往返直推，称为"推肾经"，反复操作200次。

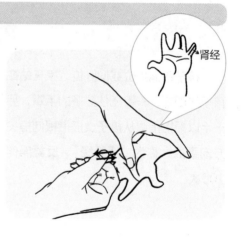

③ 揉三阴交

孩子取正坐位，家长站在孩子的前方，一手托住孩子的小腿，另一手拇指点按于其三阴交穴（内踝上3寸处），施以点揉法3分钟。家长以拇指指端吸定于三阴交穴上，以肢体的近端带动远端做带动深层组织的小幅度环旋揉动，压力要均匀，动作要协调、有节律。

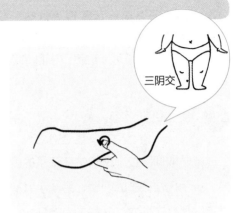

三阴交

当孩子发热症状表现为受惊或跌仆后引起发热，常常伴面色发青，惊悸哭闹不安，易惊醒，面色发青，枕后热，则为惊恐发热，家长可以进行以下推拿手法：

① 清肝经

孩子取抱坐位或仰卧位，家长站在孩子的侧方，一手托住孩子的手掌，另一手以拇指指腹从孩子食指指根向指尖方向直推，称为"清肝经"，反复操作100次。

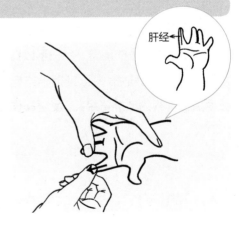

肝经

② 运内八卦

孩子取仰卧位，家长站在孩子的侧方，一手扶住孩子的四指，使其掌心向上，以食指、中指夹住孩子手掌，另一手拇指指端自孩子掌根处顺时针方向做环形推动，称为"运内八卦"，反复操作100次。操作时宜轻不宜重，宜缓不宜急，在体表旋绕摩擦推动。

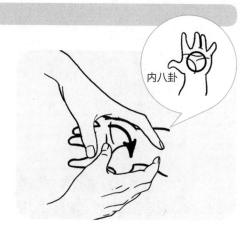

③ 揉小天心

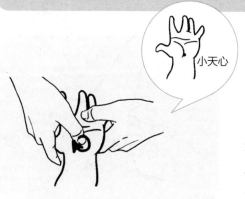

孩子取仰卧位，家长站在孩子的侧方，一手托住孩子的手掌，使其掌心向上，另一手以拇指指腹在孩子手掌大、小鱼际交界的凹陷处按揉，为"揉小天心"，操作300次。注意用力均匀揉小天心，力度适中，以孩子可以忍受为度。

 专家提示

1 治疗期间，要让孩子多喝水或新鲜果汁，饮食清淡。
2 小儿发热发病急、变化快，如经手法治疗热不得解，应及时送医院治疗。

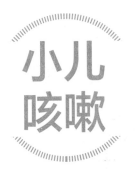

小儿咳嗽

小儿咳嗽多是由于受凉、气管或肺受感染引起的，吃得过凉也会引起咳嗽。小儿咳嗽是小儿的常见症状，以外感咳嗽为多见，常发生在冬、春气候多变之时，胸部X线检查可见肺纹理增粗，西医学上属于上呼吸道感染的症状之一。

孩子出现突然咳嗽或逐渐加重，咳嗽时不能控制，伴喉痒、流涕、头痛、食欲变差等症状时，家长可以给孩子做以下推拿手法：

1 清肺经

孩子取仰卧位，家长站在孩子的侧方，一手托住孩子的手掌，另一手以拇指指尖从孩子无名指指根向其指尖方向直推，称为"清肺经"，反复操作100次。注意做推法时力量要均匀，着力部位要紧贴孩子皮肤，沿直线推。

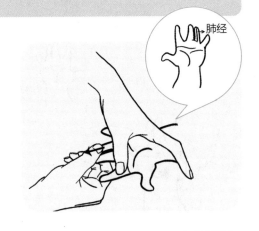

肺经

2 揉天突

孩子取仰卧位，家长站在孩子的侧方，以中指指端着力，按揉天突穴（胸骨切迹上缘凹陷处正中）约30~50次，用力以孩子能耐受为度。

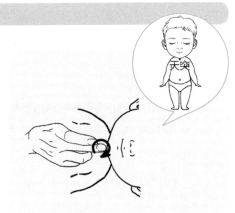

天突

③ 揉膻中

　　孩子取仰卧位，家长站在孩子的侧方，以一手中指指端按于孩子膻中穴（两乳头连线的中点处），以指端为着力点做环旋揉动，揉300次。

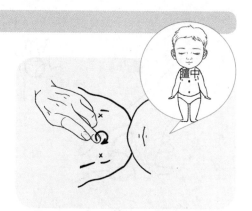

④ 开胸法

　　孩子取仰卧位，家长站在孩子的侧方，用双手拇指及大鱼际着力，自胸骨下端沿肋间隙向两侧分推，同时由上向下沿胸骨中线移动，反复5~8遍。

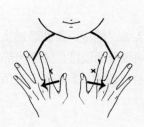

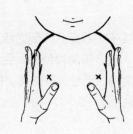

⑤ 揉肺俞

　　孩子取俯卧位，家长站在孩子的侧方，以一手食指、中指指端分别置于孩子两侧肺俞穴（背部第3胸椎棘突下，旁开1.5寸处）上环旋揉动，约2~3分钟。

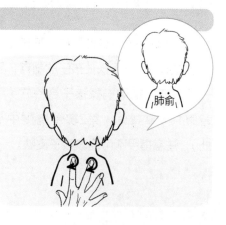

运内八卦 **6**

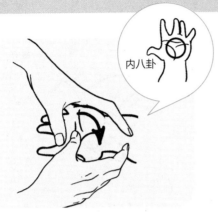

内八卦

孩子取仰卧位，家长站在孩子的侧方，一手拇指扶住孩子的四指，使其掌心向上，以食指、中指夹住孩子手掌，另一手拇指指端自孩子掌根处顺时针方向做环形推动，称为"运内八卦"，反复操作100次。操作时宜轻不宜重，宜缓不宜急，在体表旋绕摩擦推动。

中医学认为，小儿咳嗽可分为外感咳嗽和内伤咳嗽两型。因此，家长需要先对孩子的咳嗽进行辨证分型，然后再针对不同类型的小儿咳嗽，配伍一些补充推拿手法，以便于孩子更快恢复健康。

当孩子咳嗽症状表现为咳嗽有痰，喉痒，头痛，怕冷，鼻塞流涕（外感风寒者，痰、涕清稀色白，舌淡红，苔薄白，指纹浮而淡红；外感风热者，痰、涕黄稠，舌红，苔薄黄，指纹浮红），则为外感咳嗽，家长可以配伍以下推拿手法：

1 掐合谷

孩子取抱坐位或仰卧位，家长站在孩子的侧方，一手扶住孩子的前臂，另一手以拇指指甲掐揉孩子合谷穴（手背第1、2掌骨间，第2掌骨桡侧中点处），注意指甲不可掐破孩子皮肤。

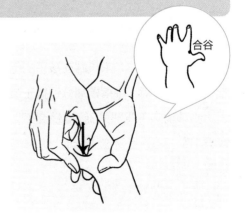

合谷

② 揉一窝风

孩子取仰卧位，家长站在孩子的侧方，一手托住孩子的手部，使其掌心向下，另一手以中指或拇指指尖指腹按揉孩子一窝风（手背腕横纹中央凹陷处），揉300次。注意用力均匀，力度适中，以孩子可以忍受为度。

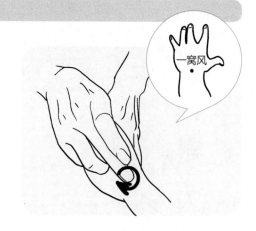

③ 开天门

孩子取仰卧位，家长坐于孩子头前，用两手拇指指腹着力于前额，自印堂（眉心）至神庭（印堂之上，入前发际0.5寸）做抹法，称为"开天门"，连续做30~50次。操作时以拇指的近端带动远端，做上下的单方向移动，其余四指置于头的两侧相对固定。

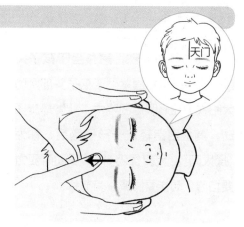

④ 推坎宫

孩子取仰卧位，家长坐于孩子头前，用两手拇指的外侧面着力于前额，自眉心向眉梢做分推，称为"推坎宫"，连续做30~50次。操作时注意压力均衡（轻而不浮，重而不滞），方向要正确。

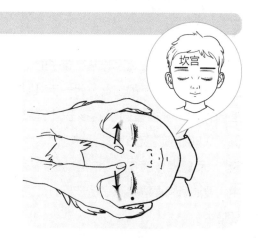

拿揉风池 ⑤

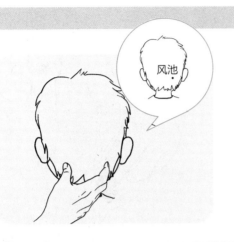

孩子取坐位，家长站在孩子的后方，一手扶住孩子前额，另一手以拇指、食指指腹相对用力拿揉孩子风池穴（颈后枕骨下，胸锁乳突肌与斜方肌三角凹陷中），反复操作2分钟。操作时注意不可过度用力，以免引起孩子不适。

⑥ 揉太阳

孩子取仰卧位，家长坐于孩子头前，将两拇指指腹紧贴于孩子头部两侧太阳穴（在眉眼后凹陷中）处做环旋揉动，其余四指轻扶于孩子脑后，称为"揉太阳"，反复揉2分钟。揉动时压力要均匀，动作要协调、有节律。

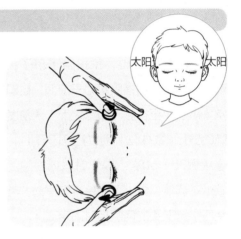

⑦ 退六腑

孩子取仰卧位，家长站在孩子的侧方，一手扶住孩子的前臂，另一手以拇指或食指、中指指面沿着孩子前臂尺侧，从其肘部向腕部直推，称为"退六腑"，反复操作300次。在推动的过程中，要注意指面紧贴孩子的皮肤，压力要适中。

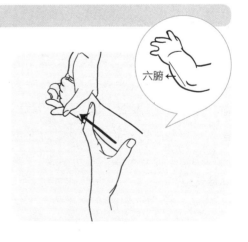

当孩子咳嗽症状表现为久咳，微热，身体消瘦，咳嗽痰多，食欲减退，精神不振，疲乏无力，舌淡，苔薄或腻，指纹色淡暗，则为内伤咳嗽，家长可以配伍以下推拿手法：

① 补脾经

孩子取仰卧位，家长站在孩子的侧方，一手托住孩子的手掌，另一手以拇指罗纹面在其拇指指端罗纹面上做顺时针方向的旋转推动，也可以将孩子拇指屈曲，家长以拇指罗纹面循其拇指外侧缘从指尖向指根直推，统称为"补脾经"，反复操作100次。

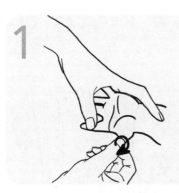
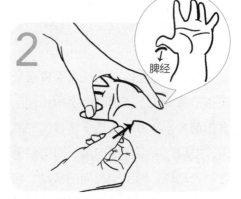

② 推肾经

孩子取仰卧位，家长站在孩子的侧方，一手托住孩子的手掌，另一手以拇指指端指腹从孩子小指指尖至其指根方向往返直推，称为"推肾经"，反复操作300次。注意推时力量要均匀，着力部位要紧贴孩子皮肤，沿直线推。

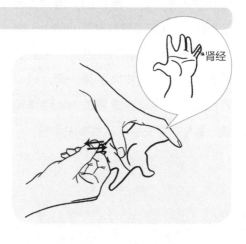

③ 揉足三里

孩子取仰卧位，家长站在孩子的侧方，以一手拇指于孩子足三里穴（小腿前外侧，髌骨与髌韧带外侧凹陷下3寸，距胫骨前缘一横指）上，施以点揉法3分钟。操作时以拇指指端吸定于足三里穴上，以肢体的近端带动远端做带动深层组织的小幅度环旋揉动，压力要均匀，动作要协调、有节律。

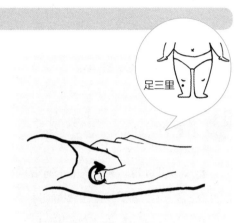

足三里

④ 捏脊

孩子取俯卧位，家长双手食指抵于孩子背脊之上，再以两手拇指伸向食指前方，合力挟住孩子背脊部的肌肉，捏起，采用食指向前、拇指后退之翻卷动作，两手交替向前移动。自长强穴（尾骨端下，当尾骨端与肛门连线中点处）起一直捏到大椎穴（后正中线上，第7颈椎棘突下凹陷中）为1次。如此反复操作5~6次。注意要沿直线捏，所捏皮肤的厚、薄、松、紧应适宜，捏拿速度要适中，动作轻快、柔和，避免肌肤从手指尖滑脱。

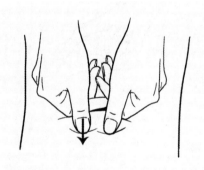

5 揉涌泉

孩子取仰卧位，家长站在孩子的侧方，一手托住孩子足跟，另一手以拇指指端指腹揉孩子涌泉穴（足底部，卷足时足前部凹陷处，约当足底第2、3趾趾缝纹头与足跟连线的前1/3与后1/3交点处）50~100次。

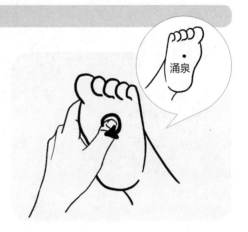

涌泉

 专家提示

1 少食辛辣、香燥、煎炸、油腻荤腥和过咸过酸的食品。

2 加强锻炼，多晒太阳，强健体魄；多吃含维生素C的果蔬，例如柑橘、橙子、番茄、香菇、菠菜等，增强免疫力。

3 导致咳嗽的原因很多，应查出具体病因，对症用药，不能随便使用止咳药，以免妨碍痰液排出。

4 小儿咳嗽时，如果精神尚好，能玩耍并正常吃东西，不哭闹，不发烧，则家长可不必过于担心，可施以推拿法治疗。如果除咳嗽外，还伴精神差，发热，烦躁不安，哭闹不停，则最好去医院就诊。

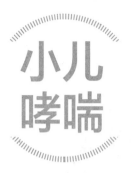

哮喘是小儿常见的呼吸道疾病，以发作性喉间哮鸣气促、呼气延长为特征，严重者不能平卧。本病四季皆有，好发于春、秋两季。有诱发因素，如气候转变，受凉受热或接触某些过敏物质，可有婴儿期湿疹史或家族哮喘史。各个年龄都可发生，以婴幼儿及学龄前期最为常见。

中医学认为，小儿哮喘可分为寒喘、热喘（发作期）和肺脾气虚（缓解期）三型。

当孩子哮喘症状表现为咳嗽气喘，喉间哮鸣音，咳痰稀白或带沫，鼻喉发痒，胸闷，呼吸不畅，面色苍白，畏寒无汗，口不渴或渴喜热饮，大便稀，小便清长，舌质暗或胖大，苔薄白或白腻，指纹青紫，则为寒喘。

当孩子哮喘症状表现为喉中哮喘如吼，咳痰黄稠，面红发热，胸胁满闷，烦躁不安，渴喜冷饮，大便干结，小便短赤，舌红苔黄，指纹紫红，则为热喘。

当孩子哮喘症状表现为咳嗽痰多，咳声无力，气短乏力，神疲懒言，自汗，怕冷，食少纳呆，大便溏薄，易受外邪，舌淡苔薄，指纹暗淡，则为肺脾气虚。

若孩子出现以上哮喘症状时，家长可以进行以下推拿手法：

1 清肺经

孩子取仰卧位，家长站在孩子的侧方，一手托住孩子的手掌，另一手以拇指指腹从孩子无名指指根向其指尖方向直推，称为"清肺经"，反复操作100次。注意做推法时力量要均匀，着力部位要紧贴孩子皮肤，沿直线推。

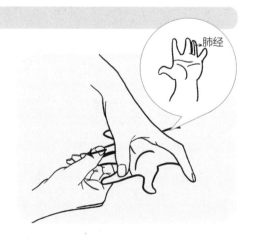

肺经

② 补脾经

孩子取仰卧位，家长站在孩子的侧方，一手托住孩子的手掌，另一手以拇指罗纹面在其拇指指端罗纹面上做顺时针方向的旋转推动，也可以将孩子拇指屈曲，家长以拇指罗纹面循其拇指外侧缘从指尖向指根直推，统称为"补脾经"，反复操作100次。

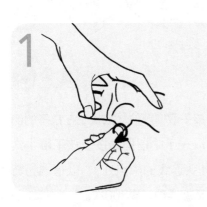

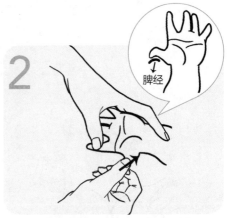

脾经

③ 推肾经

孩子取仰卧位，家长站在孩子的侧方，一手托住孩子的手掌，另一手以拇指指腹从孩子小指指尖至其指根方向往返直推，称为"推肾经"，反复操作300次。注意推时力量要均匀，着力部位要紧贴孩子皮肤，沿直线推。

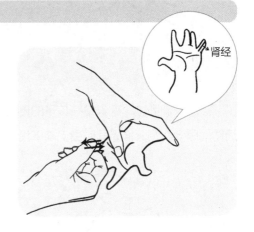

肾经

④ 揉天突

　　孩子取仰卧位，家长站在孩子的侧方，以中指指端着力，按揉天突穴（在胸骨切迹上缘凹陷处正中）约30～50次，用力以孩子能耐受为度。

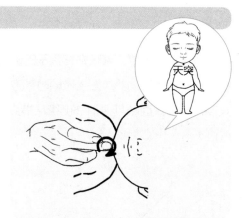

揉膻中 ⑤

　　孩子取仰卧位，家长站在孩子的侧方，以一手中指指端按于孩子膻中穴（两乳头连线的中点处），以指端为着力点环旋揉动，揉300次。

⑥ 开胸法

　　孩子取仰卧位，家长站在孩子的侧方，用双手拇指及大鱼际着力，自胸骨下端沿肋间隙向两侧分推，同时由上向下沿胸骨中线移动，反复5～8遍。

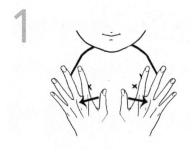

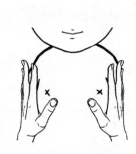

7 揉肺俞

孩子取俯卧位，家长站在孩子的侧方，以一手食指、中指指端分别置于孩子两侧肺俞穴（背部第3胸椎棘突下，旁开1.5寸处）上环旋揉动约2～3分钟。

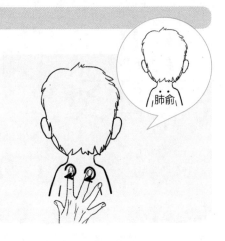

肺俞

8 运内八卦

孩子取仰卧位，家长站在孩子的侧方，一手扶住孩子的四指，使其掌心向上，以食指、中指夹住孩子手掌，另一手拇指指端自孩子掌根处顺时针方向做环形推动，称为"运内八卦"，反复操作100次。操作时宜轻不宜重，宜缓不宜急，在体表旋绕摩擦推动。

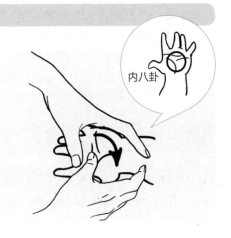

内八卦

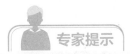
专家提示

1　发病时多卧床休息，注意保暖，避免受凉。
2　治疗期间饮食宜清淡、易消化，忌食生冷、油腻、辛辣之品。
3　缓解期应适当增加锻炼，增强体质，提高免疫力。
4　若病情较严重，应及时至医院就诊。

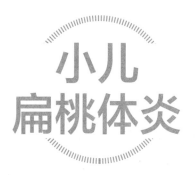

扁桃体炎一般是指腭扁桃体的非特异性炎症，可分为急性扁桃体炎、慢性扁桃体炎，是儿科常见的咽喉疾病。中医学将此类疾病归为"乳蛾"。以咽喉两侧喉核红肿疼痛、吞咽不利为主症，因其红肿，形状似乳头或蚕蛾，故称为乳蛾。临床有急、慢性之分，而急性并伴有脓性分泌物称为烂乳蛾，慢性则称为木蛾、死蛾。一年四季均可发病，小儿发病常伴随发热等外感症状。

孩子出现咽痛疼痛、红肿，吞咽困难，急性发病时可伴有发热，若扁桃体红肿，可连及咽部周围，颜色鲜红或深红色，或有黄白色脓点，则为急性扁桃体炎，严重者有小脓肿；若扁桃体肿大，肿势不显，呈暗红色，或表面有脓点，或挤压后有少许脓液溢出急，则为慢性扁桃体炎。家长可以给孩子做以下推拿手法：

① 清肺经

孩子取仰卧位，家长站在孩子的侧方，一手托住孩子的手掌，另一手以拇指罗纹面从孩子无名指指根向其指尖方向直推，称为"清肺经"，反复操作100次。注意做推法时力量要均匀，着力部位要紧贴孩子皮肤，沿直线推。

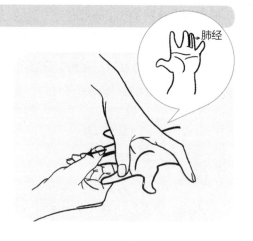

肺经

② 掐少商、商阳

孩子取仰卧位，家长站在孩子的侧方，一手扶住孩子的前臂，点按少商、商阳（分别在手拇指、食指的桡侧缘，距指甲角0.1寸处），掐5~20次。

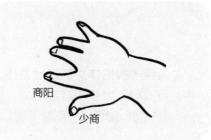

③ 清胃经

孩子取仰卧位，家长站在孩子的侧方，一手托住孩子的手掌，另一手以拇指罗纹面从其腕横纹向拇指指根方向直推，称为"清胃经"，反复操作300次。

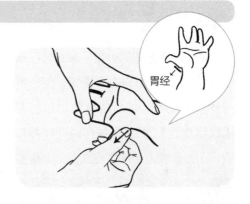

④ 退六腑

孩子取仰卧位，家长站在孩子的侧方，一手扶住孩子的前臂，另一手以拇指或食指、中指指面沿着孩子前臂尺侧，从肘部向腕部直推，称为"退六腑"，反复操作200次。在推动的过程中，要注意指面紧贴孩子的皮肤，压力要适中。

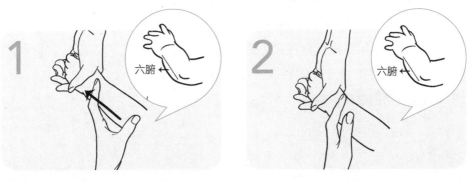

中医学认为，小儿扁桃体炎可分为风热外袭、肺胃热盛和肺肾阴虚三型。因此，家长需要先对孩子的扁桃体炎进行辨证分型，然后再针对不同类型的小儿扁桃体炎，配伍一些补充推拿手法，以便于孩子更快恢复健康。

当孩子扁桃体炎表现为发热，咳嗽，咽痛，轻度吞咽困难，扁桃体红肿，可成脓，大便干结或正常，苔白或黄，脉浮数，指纹红，则为风热外袭，家长可以配伍以下推拿手法：

① 点揉曲池

孩子取坐位或仰卧位，家长站在孩子的侧方，一手扶住孩子前臂，另一手点揉其曲池穴（屈肘成直角，当肘弯横纹尽头处）2分钟。操作时动作要和缓，指力要吸定于孩子皮肤上，力量要透达穴位的深层组织，压力均匀，动作要协调、有节律。

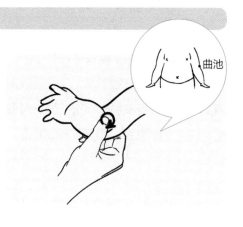

② 掐合谷

孩子取抱坐位或仰卧位，家长站在孩子的侧方，一手扶住孩子的前臂，另一手以拇指指甲掐揉其合谷穴（在手背第1、2掌骨间，第2掌骨桡侧中点处），注意不可掐破孩子皮肤。

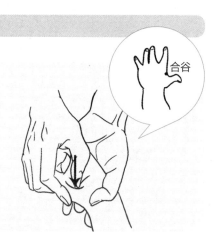

当孩子扁桃体炎表现为发热，咽痛剧烈，吞咽困难，口渴引饮，口臭便秘，扁桃体充血红肿，或见脓点或脓肿，舌红，苔黄厚，脉洪数，指纹紫而滞，则为肺胃热盛，家长可以配伍以下推拿手法：

1 分手阴阳

孩子取仰卧位，家长坐于孩子侧方，以两手拇指按于孩子掌根之间，中指托住其手背，无名指在下，小指在上，夹持固定其四指，用两手拇指指端由孩子手腕部总筋向两侧分推100～200次。注意分推时压力不要过大，以孩子能忍受为度。

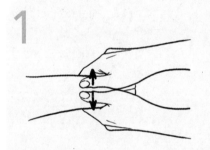
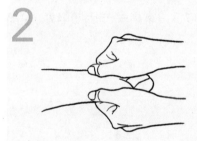

2 清大肠

孩子取抱坐位或仰卧位，家长站在孩子的侧方，一手扶住孩子的手掌，另一手以拇指罗纹面在其食指外侧缘，自虎口向食指指尖直推100次。

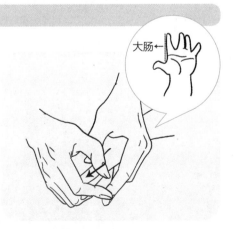

当孩子扁桃体炎表现为口燥咽干，常感咽痛不适，干咳少痰，扁桃体微红或暗红，日久不消，或有少许脓液附于表面，伴五心烦热（两手两足心发热，并自觉心胸烦热），头晕，不易耐劳，舌红少苔，脉细数，指纹红紫，则为肺肾阴虚，家长可以配伍以下推拿手法：

1 揉二马

孩子取仰卧位，家长站在孩子的侧方，一手托住孩子的前臂，另一手以拇指指端揉其二马穴（小儿掌背无名指与小指掌指关节后凹陷处），揉100~300次。

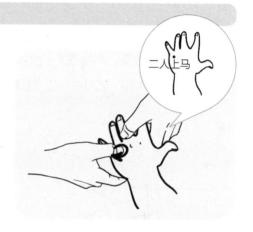

2 推肾经

孩子取仰卧位，家长站在孩子的侧方，一手托住孩子的手掌，另一手以拇指指腹从孩子小指指尖至其指根方向往返直推，称为"推肾经"，反复操作200次。

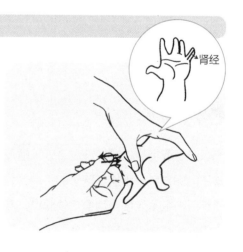

3 揉涌泉

孩子取仰卧位，家长站在孩子的侧方，一手托住孩子足跟，另一手以拇指罗纹面揉其涌泉穴（足底部，卷足时足前部凹陷处，约当足底第2、3趾趾缝纹头与足跟连线的前1/3与后1/3交点处）50~100次。

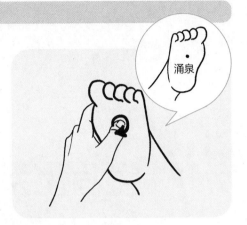

涌泉

 专家提示

1 建议体弱多病的孩子要加强锻炼，增强身体的抵抗力。
2 在感冒流行的季节尽量少去公共场所。在气候变换时节，要注意小儿保暖，防止受凉感冒。
3 多饮水，爱护口腔卫生，多吃青菜、水果，少食辛辣食物。

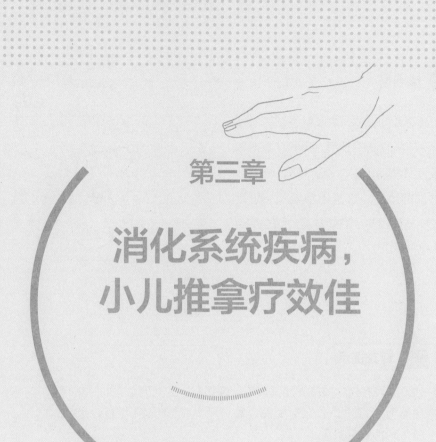

第三章

消化系统疾病，
小儿推拿疗效佳

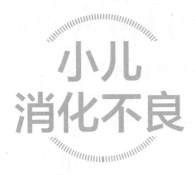

小儿消化不良属于中医学"积滞""伤食"的范畴，是儿科的常见病、多发病。大多数是因为饮食不当，喂养不合理或脾胃虚弱造成的。由于小孩子消化系统和神经系统还没有发育完全，很多孩子都会有消化不良的症状。若迁延不愈，或反复发作，就会导致小儿营养不良。

孩子出现不思乳食、食而不化、脘腹胀满、大便酸臭或便溏等消化不良症状时，家长可以给孩子做以下推拿手法：

1 揉中脘

孩子取仰卧位，家长站在孩子的侧方，将手掌轻放于其中脘穴（脐上4寸，位于胸剑结合处与脐连线的中点）上，沉肩垂肘，以前臂带动手腕，顺时针、逆时针间隔反复操作，各100下。用力宜轻不宜重，速度宜缓不宜急，随孩子呼吸节律按揉。

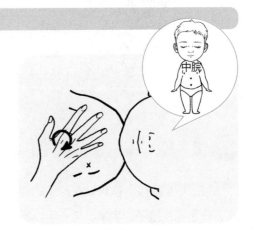

2 点按天枢

孩子取仰卧位，家长站在孩子的侧方，将手掌轻放于其天枢穴（脐中旁开2寸）上，点按10次。用力由轻到重。

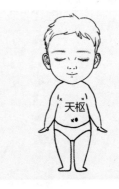

③ 补脾经

　　孩子取仰卧位，家长站在孩子的侧方，一手托住孩子的手掌，另一手以拇指罗纹面在其拇指指端罗纹面上做顺时针方向的旋转推动，也可以将孩子拇指屈曲，家长以拇指罗纹面循其拇指外侧缘从指尖向指根直推，统称为"补脾经"，反复操作100次。

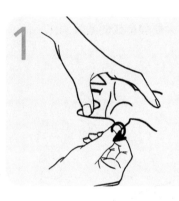

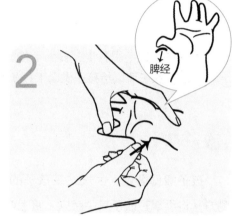

④ 补大肠

　　孩子取仰卧位，家长站在孩子的侧方，一手托住孩子的手掌，另一手以拇指罗纹面在其食指外侧缘，自指尖到虎口成一直线进行直推，称为"补大肠"，操作补大肠200次。

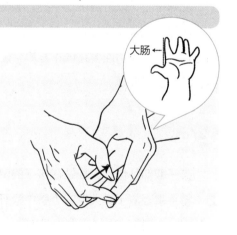

5 摩腹

孩子取仰卧位，家长站在孩子的侧方，将手掌轻放于孩子腹部，沉肩垂肘，以前臂带动手腕，依次按照右下腹、右上腹、左上腹、左下腹的顺序做环形而有节律的抚摩约5分钟。用力宜轻不宜重，速度宜缓不宜急。在摩腹之前可以在孩子腹部涂上适量滑石粉，以免摩腹过程中损伤孩子皮肤。

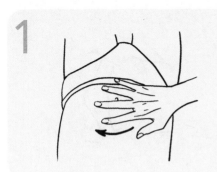
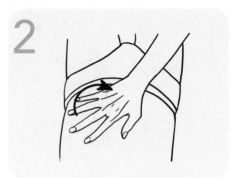

6 揉足三里

孩子取仰卧位，家长站在孩子的侧方，以一手拇指于孩子足三里穴（小腿前外侧，髌骨与髌韧带外侧凹陷下3寸，距胫骨前缘一横指）上，施以点揉法3分钟。操作时，以拇指指端吸定于足三里穴上，以肢体的近端带动远端做带动深层组织的小幅度环旋揉动，压力要均匀，动作要协调、有节律。

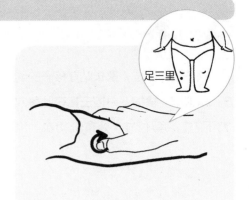

足三里

⑦ 分推腹阴阳

　　孩子取仰卧位，家长站在孩子的侧方，行分推腹阴阳5分钟。操作时，双手拇指桡侧缘沿肋弓角边缘或自中脘至脐，向两旁分推至两侧的腋中线，称"分推腹阴阳"。注意着力部位应紧贴皮肤，压力适中，做到轻而不浮，重而不滞。可以用适量滑石粉，以减少操作过程中对皮肤的摩擦。

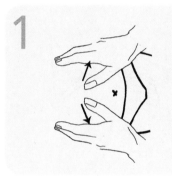

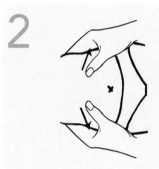

⑧ 拿肚角

　　孩子取仰卧位，家长站在孩子的侧方，以拇指、食指、中指三指在肚角穴（脐下2寸，旁开2寸）处拿5~8次。

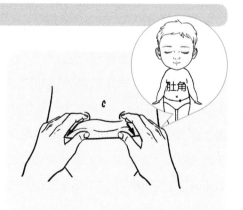

9 推四横纹

孩子取仰卧位，家长站在孩子的侧方，一手握住孩子的手掌，使其四指伸直并拢，掌心向上，另一手四指并拢从其食指横纹处推向小指横纹处（小儿食指、中指、无名指、小指掌侧第1指间关节横纹处，称为四横纹），称为"推四横纹"，操作100次。

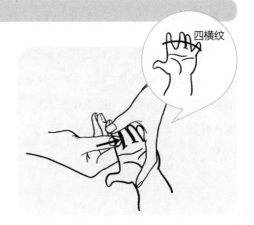

四横纹

中医学认为，小儿消化不良可分为脾虚夹积和乳食内积两型。因此，家长需要先对孩子的消化不良进行辨证分型，然后再针对不同类型的小儿消化不良，配伍一些补充推拿手法，以便于孩子更快恢复健康。

当孩子消化不良症状表现为食欲不振，不知饥饱，脘腹痞满胀闷，大便溏薄，倦怠精神不振，面色萎黄，舌淡苔微厚，脉无力，指纹淡滞，则为脾虚夹积，家长可以进行以上推拿手法。

当孩子消化不良症状表现为不思或少思乳食，脘腹胀满，嗳气或呕吐酸腐，大便溏泄，臭如败卵，夹杂不消化食物残渣，或便秘，烦躁不安，夜间哭闹或有发热等，舌苔厚腻，脉滑，指纹淡紫而滞，则为乳食内积，家长可以配伍以下推拿手法：

1 清胃经

孩子取仰卧位，家长站在孩子的侧方，一手托住孩子的手掌，另一手以拇指罗纹面从其腕横纹向拇指指根方向直推，称为"清胃经"，反复操作300次。

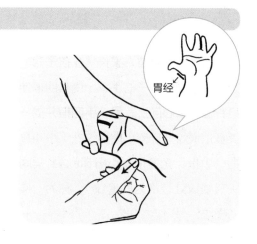

胃经

2 揉板门

孩子取仰卧位，家长站在孩子的侧方，一手托住孩子的手掌，另一手以拇指罗纹面按揉其手掌大鱼际处，为"揉板门"，反复操作约300次。

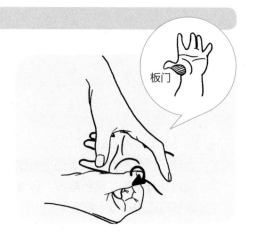

板门

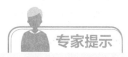 专家提示

1 定时定量喂养宝宝，让孩子从小养成饮食规律的好习惯。

2 家长要帮助孩子克服偏食的坏习惯，注意营养全面性，荤素配合要适当，克服以零食为主的坏习惯。

3 注意孩子的腹部保暖，避免胃肠道受寒冷刺激，同时尽量减少呼吸道感染。保持孩子消化道通畅，养成定时排便的习惯。

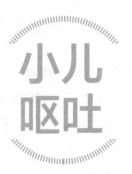

小儿呕吐

呕吐是食物由胃经口吐出的一种症状，很多疾病都可出现。有物无声谓之吐，有声无物谓之呕，两者同时发生谓之呕吐。

中医学认为，小儿呕吐可分为伤食呕吐、胃热呕吐和虚寒呕吐三型。因此，家长需要先对孩子的呕吐进行辨证分型，然后再针对不同类型的小儿呕吐，进行以下推拿手法，以便于孩子更快恢复健康。

当孩子呕吐表现为腹部胀满拒按，恶心呕吐，吐出物多酸腐臭秽，嗳腐吞酸，恶闻食臭，夜卧不安，睡眠不佳，大便干或泻下酸臭，舌苔厚腻，指纹沉滞，则为伤食呕吐；当孩子呕吐表现为食入即吐，吐出物酸臭恶臭，发热烦躁，性情急躁，身热，口渴喜冷饮，口干唇红，小便短赤，大便干结，舌红苔黄，指纹青紫，则为胃热呕吐。家长可以进行以下推拿手法：

① 清胃经

孩子取仰卧位，家长站在孩子的侧方，一手托住孩子的手掌，另一手以拇指罗纹面从其腕横纹向拇指指根方向直推，称为"清胃经"，反复操作300次。

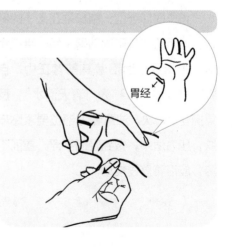

胃经

② 运内八卦

　　孩子取仰卧位，家长站在孩子的侧方，一手拇指扶住孩子的四指，使其掌心向上，以食指、中指夹住孩子手掌，另一手拇指指端自其掌根处顺时针方向做环形推动，称为"运内八卦"，反复操作100次。操作时，宜轻不宜重，宜缓不宜急，在体表旋绕摩擦推动。

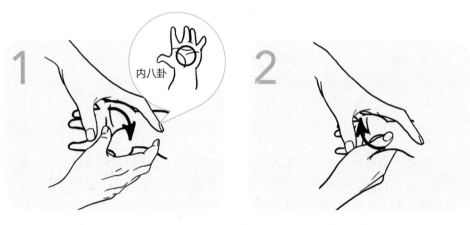

内八卦

③ 清天河水

　　孩子取仰卧位，家长站在孩子的侧方，一手扶住孩子的前臂，另一手以食指、中指罗纹面沿着其前臂正中，自腕部推向肘部，称为"清天河水"，反复操作100次。注意着力部位要紧贴皮肤，压力适中，做到轻而不浮，重而不滞。应沿着直线推动。

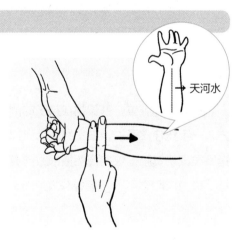

天河水

④ 退六腑

孩子取仰卧位，家长站在孩子的侧方，一手扶住孩子的前臂，另一手以拇指或食指、中指指面沿着其前臂尺侧，从肘部向腕部直推，称为"退六腑"，反复操作200次。在推动的过程中，要注意指面紧贴孩子的皮肤，压力要适中。

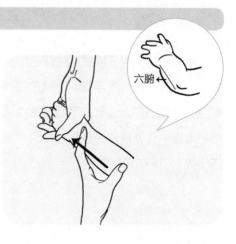

六腑

清大肠 ⑤

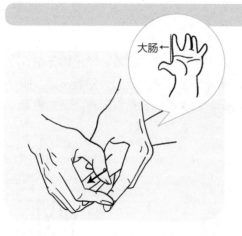

大肠

孩子取抱坐位或仰卧位，家长站在孩子的侧方，一手扶住孩子的前臂，另一手以拇指罗纹面在孩子食指外侧缘，自虎口向食指指尖直推100次。

⑥ 揉板门

孩子取仰卧位，家长站在孩子的侧方，一手托住孩子的手掌，另一手以拇指罗纹面按揉其手掌大鱼际处，称为"揉板门"，反复操作约300次。

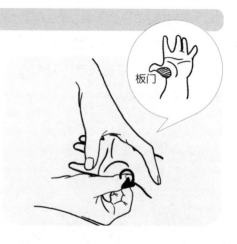

板门

7 推四横纹

孩子取仰卧位，家长站在孩子的侧方，一手握住孩子的手掌，使其四指伸直并拢，掌心向上，另一手四指并拢从孩子食指横纹处推向小指横纹处为"推四横纹"，操作100次。

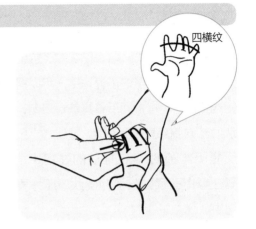

当孩子呕吐表现为食后良久方吐，朝食暮吐，暮食朝吐，吐出物无臭，吐的次数少而量多，面白，唇舌色淡，精神倦怠，神疲乏力，四肢不温，腹痛绵绵，喜温喜按，大便稀溏，小便清长，舌淡苔白，指纹淡青，则为虚寒呕吐，家长可以进行以下推拿手法：

1 揉外劳宫

孩子取仰卧位，家长站在孩子的侧方，一手托住孩子的手掌，另一手以拇指指端在其外劳宫穴（在手背侧，第2、3掌骨之间，掌指关节后0.5寸处）上环旋揉动300次。

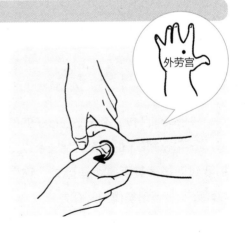

② 补脾经

孩子取仰卧位，家长站在孩子的侧方，一手托住孩子的手掌，另一手以拇指罗纹面在其拇指指端罗纹面上做顺时针方向的旋转推动，也可以将孩子拇指屈曲，家长以拇指罗纹面循其拇指外侧缘从指尖向指根直推，统称为"补脾经"，反复操作100次。

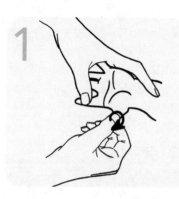

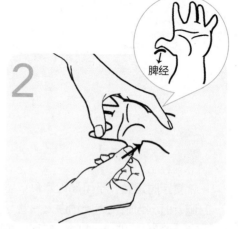

脾经

③ 清胃经

孩子取仰卧位，家长站在孩子的侧方，一手托住孩子的手掌，另一手以拇指罗纹面从其腕横纹向拇指指根方向直推，称为"清胃经"，反复操作300次。

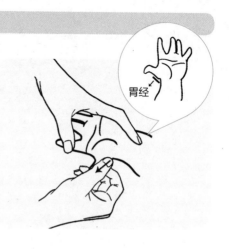

胃经

4 揉一窝风

　　家长用中指或拇指端揉孩子的一窝风穴（在手背上，腕横纹正中凹陷中），称为"揉一窝风"。

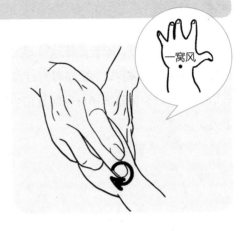

1　饮食定时定量，不可暴饮暴食，忌食生冷、油腻、辛辣之品。

2　呕吐时，为防止呕吐物进入气管，应让孩子侧卧。

3　呕吐频繁，引起脱水时，应尽快去医院就诊。

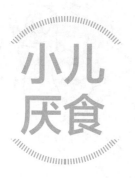

小儿厌食是小儿常见的脾胃病症，以长期食欲不振、厌恶进食为特点，由喂养不当、饮食失节而致脾胃运化不健引起。本病在西医学中属于"厌食症"范畴，多见于1~6岁儿童。孩子除食欲不振外，其他症状不明显，预后良好。病程长者可转为疳证。多为长期饮食失节，导致损伤脾胃而发病。

中医学认为，小儿厌食可分为食积停滞和脾胃虚弱两型。

当孩子厌食症状表现为食欲减退，纳谷不香，脘腹胀满疼痛拒按，恶心呕吐，食少纳呆，手足心热，烦躁不安，睡眠不佳，大便秽臭，舌苔黄厚腻，指纹紫滞，则为食积停滞。

当孩子厌食症状表现为食欲不振，面色白，形体消瘦，乏力少气，神情倦怠，大便溏薄或秘结，唇舌色淡，舌无苔或少苔，指纹淡红，则为脾胃虚弱。

若孩子出现以上厌食症状时，家长可以进行以下推拿手法：

1 补脾经

孩子取仰卧位，家长站在孩子的侧方，一手托住孩子的手掌，另一手以拇指罗纹面在其拇指指端罗纹面上做顺时针方向的旋转推动，也可以将孩子拇指屈曲，家长以拇指罗纹面循其拇指外侧缘从指尖向指根直推，统称为"补脾经"，反复操作100次。

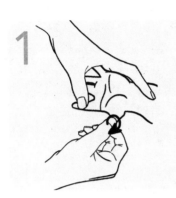

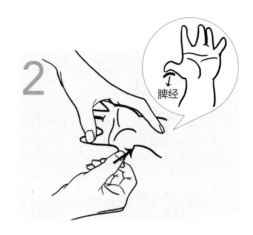

脾经

② 补大肠

孩子取仰卧位，家长站在孩子的侧方，一手托住孩子的手掌，另一手以拇指罗纹面在其食指外侧缘，自指尖到虎口成一直线进行直推，称为"补大肠"，操作200次。

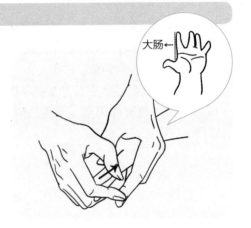

大肠←

③ 揉板门

孩子取仰卧位，家长站在孩子的侧方，一手托住孩子的手掌，另一手以拇指罗纹面按揉其手掌大鱼际处，称为"揉板门"，反复操作约300次。

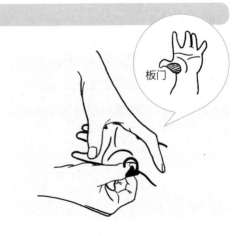

板门

④ 推四横纹

孩子取仰卧位，家长站在孩子的侧方，一手握住孩子的手掌，使其四指伸直并拢，掌心向上，另一手四指并拢从其食指横纹处推向小指横纹处（孩子食指、中指、无名指、小指掌侧第1指间关节横纹处，称为四横纹），为"推四横纹"，操作100次。

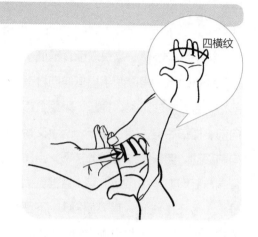

四横纹

⑤ 摩腹

孩子取仰卧位，家长站在孩子的侧方，将手掌轻放于孩子腹部，沉肩垂肘，以前臂带动腕部，依次按照右下腹、右上腹、左上腹、左下腹的顺序做环形而有节律的抚摩约5分钟。用力宜轻不宜重，速度宜缓不宜急。在摩腹之前可以在孩子腹部涂上适量滑石粉，以免摩腹过程中损伤孩子的皮肤。

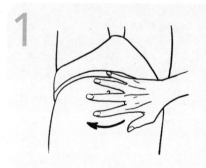

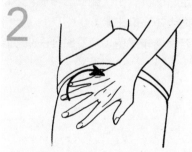

6 捏脊

孩子取俯卧位，家长双手食指抵于孩子背脊之上，再以两手拇指伸向食指前方，合力挟住肌肉，捏起，采用食指向前、拇指后退之翻卷动作，两手交替向前移动。自长强穴（尾骨端下，当尾骨端与肛门连线中点处）起一直捏到大椎穴（后正中线上，第7颈椎棘突下凹陷中）为1次，如此反复操作5～6次。注意要沿直线捏，所捏皮肤的厚、薄、松、紧应适宜，捏拿速度要适中，动作轻快、柔和，避免肌肤从手指尖滑脱。

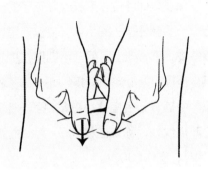

 专家提示

1 定时饮食，纠正偏食的习惯，饭前禁食零食。

2 适当补充维生素。

3 若病情较严重，应及时至医院就诊。

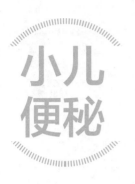

小儿便秘

小儿便秘是小儿大便秘结不通，排便不畅，排便时间延长的一种症状。约有30%的儿童患有不同程度的便秘。其原因多种多样，西医学分为器质性和功能性两类，但以功能性便秘为主，器质性便秘少见。

中医学认为，小儿便秘可分为实秘和虚秘两型。

当孩子便秘症状表现为排便困难，数日不行，大便干结呈羊粪状，腹痛腹胀拒按，烦躁不安，口干渴而臭，舌红苔黄或少苔，指纹紫红，重者肛裂出血，则为实秘。

当孩子便秘症状表现为大便艰涩不畅，便时汗出，神疲乏力，肢体倦怠，面色苍白，口唇发白，舌淡苔薄白，指纹沉而淡红，日久可引起脱肛，则为虚秘。

若孩子出现以上便秘症状时，家长可以进行以下推拿手法：

1 补脾经

孩子取仰卧位，家长站在孩子的侧方，一手托住孩子的手掌，另一手以拇指罗纹面在其拇指指端罗纹面上做顺时针方向的旋转推动，也可以将孩子拇指屈曲，家长以拇指罗纹面循其拇指外侧缘从指尖向指根直推，统称为"补脾经"，反复操作100次。

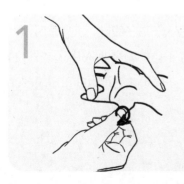

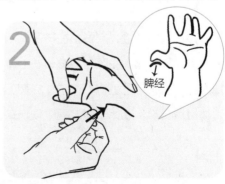

脾经

② 拿肚角

孩子取仰卧位，家长站在孩子的侧方，以双手拇指、食指、中指三指在肚角穴（脐下2寸，旁开2寸）处拿5~8次。

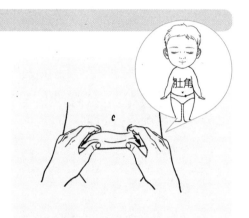

③ 揉中脘

孩子取仰卧位，家长站在孩子的侧方，将手掌轻放于孩子中脘穴（脐上4寸，位于胸剑结合处与脐连线的中点），沉肩垂肘，以前臂带动手腕，顺时针、逆时针间隔反复操作，各100下。用力宜轻不宜重，速度宜缓不宜急，随孩子呼吸节律按揉。

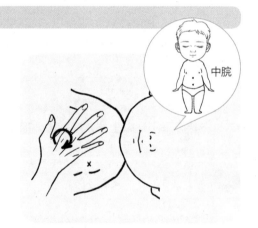

④ 摩腹

孩子取仰卧位，家长站在孩子的侧方，将手掌轻放于孩子腹部，沉肩垂肘，以前臂带动腕，依次按照右下腹、右上腹、左上腹、左下腹的顺序做环形而有节律的抚摩约5分钟。用力宜轻不宜重，速度宜缓不宜急。在摩腹之前可以在孩子腹部涂上适量滑石粉，以免摩腹过程中损伤孩子皮肤。

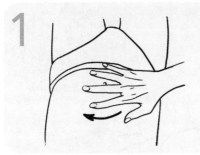

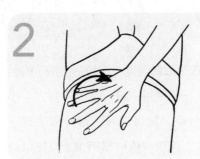

⑤ 推下七节骨

孩子取俯卧位，家长站在孩子的侧方，以双手拇指外侧缘从孩子第4腰椎自上而下直推到尾椎处，为"推下七节骨"（七节骨，在腰骶正中，第4腰椎至尾骨端处），操作100次。注意要紧贴孩子腰部皮肤，压力适中，动作连续，速度均匀且要沿直线操作，不可歪斜。

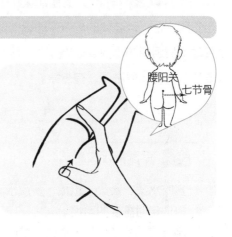

⑥ 捏脊

孩子取俯卧位，家长双手食指抵于孩子背脊之上，再以两手拇指伸向食指前方，合力挟住肌肉，捏起，采用食指向前、拇指后退之翻卷动作，两手交替向前移动。自长强穴（尾骨端下，当尾骨端与肛门连线中点处）起一直捏到大椎穴（后正中线上，第7颈椎棘突下凹陷中）为1次。如此反复操作5～6次。注意要沿直线捏，所捏皮肤的厚、薄、松、紧应适宜，捏拿速度要适中，动作轻快、柔和，避免肌肤从手指尖滑脱。

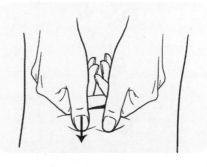

7 揉足三里

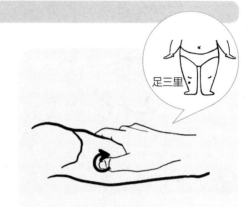

足三里

孩子取仰卧位，家长站在孩子的侧方，以一手拇指按于孩子足三里穴（小腿前外侧，髌骨与髌韧带外侧凹陷下3寸，距胫骨前缘一横指）上，施以点揉法3分钟。操作时以拇指指端吸定于足三里穴上，以肢体的近端带动远端做带动深层组织的小幅度环旋揉动，压力要均匀，动作要协调、有节律。

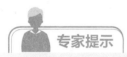 **专家提示**

1　多吃水果、蔬菜、粗粮，多饮水。
2　养成定时排便的习惯。
3　用桃仁、松子仁、郁李仁各10～20克，熬粥服用。

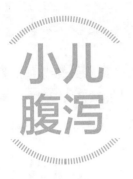

小儿腹泻是小儿常见的一种病症，以大便次数增多、粪便稀薄或如水样为主要症状。以3岁以下的婴幼儿更多见，四季均可发生，夏、秋季多见。西医学称之为婴幼儿腹泻。

中医学认为，小儿腹泻可分为内伤饮食、寒湿泻、湿热泻、脾虚泻和惊泻五型。

当孩子腹泻症状表现为脘腹胀满作痛，痛而拒按，痛后欲泻，泻后痛减，大便酸臭如败卵，夹有不消化的食物残渣或奶瓣，不思饮食或伴呕吐，夜卧不安，舌苔厚腻或微黄，指纹紫滞，则为内伤饮食。

当孩子腹泻症状表现为大便清稀多沫或清水色绿，气味微腥不臭，肠鸣腹痛，面色淡白，口不渴，小便清长，舌淡苔白，指纹淡红，则为寒湿泻。

当孩子腹泻症状表现为腹痛即泻，泻时暴注下迫，泻下黄水臭秽或见少许黏液，肛门灼热，小便赤涩，或伴身热，心烦口渴，舌红苔黄腻，指纹紫红，则为湿热泻。

当孩子腹泻症状表现为久泻不愈，反复发作，水谷不化，夹有未消化的食物残渣或奶瓣，食后即泻，面黄肌瘦，少气懒言，神疲乏力，腹胀食少，舌淡苔薄，指纹暗淡，则为脾虚泻。

当孩子腹泻症状表现为大便稀绿质黏，夹有大量未消化的食物，多发于暴受惊恐后，哭闹不停，惊惕不安，心烦神乱，夜寐不安，印堂、山根色青或口鼻周围色青，舌质正常，指纹青，则为惊泻。

若孩子出现以上便秘症状时，家长可以进行以下推拿手法：

1 补脾经

　　孩子取仰卧位，家长站在孩子的侧方，一手托住孩子的手掌，另一手以拇指罗纹面在其拇指指端罗纹面上做顺时针方向的旋转推动，也可以将孩子拇指屈曲，家长以拇指罗纹面循其拇指外侧缘从指尖向指根直推，统称为"补脾经"，反复操作100次。

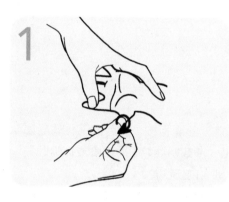
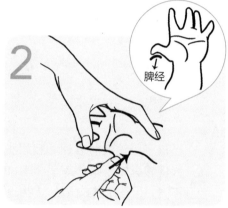

脾经

2 推大肠

　　孩子取仰卧位，家长站在孩子侧方，一手托住孩子的手掌，另一手以拇指罗纹面在其食指外侧缘，自指尖到虎口成一直线进行直推。从食指指尖直推向虎口为补，称为"补大肠"；自虎口直推向食指指尖为清，称为"清大肠"，两者统称为"推大肠"。若孩子因伤于饮食，可用清大肠的手法；若是因脾胃虚弱，可用补大肠的手法。反复推200次。

大肠

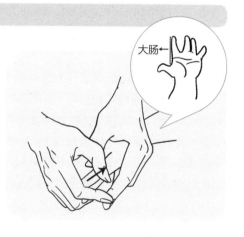

③ 推三关

孩子取仰卧位，家长站在孩子的侧方，一手扶住孩子的前臂，另一手以拇指外侧面或食指、中指指面沿着其前臂桡侧，从腕部向肘部直推，称为"推三关"，反复操作200次。在推动的过程中，要注意指面紧贴孩子的皮肤，压力要适中。

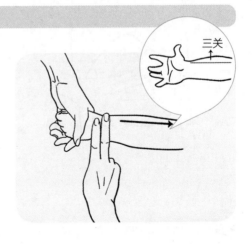

④ 揉中脘

孩子取仰卧位，家长站在孩子的侧方，将手掌轻放于孩子中脘穴（脐上4寸，位于剑突与脐连线的中点）上，沉肩垂肘，以前臂带动腕，顺时针、逆时针间隔反复操作，各100下。用力宜轻不宜重，速度宜缓不宜急，随孩子呼吸节律按揉。

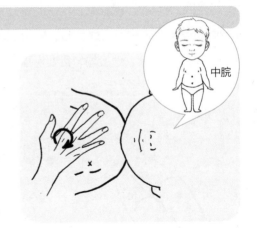

⑤ 摩腹

孩子取仰卧位，家长站在孩子的侧方，将手掌轻放于孩子腹部，沉肩垂肘，以前臂带动手腕，按照右下腹、右上腹、左上腹、左下腹的顺序做环形而有节律的抚摩约5分钟。用力宜轻不宜重，速度宜缓不宜急。在摩腹之前可以在孩子腹部涂上适量滑石粉，以免摩腹过程中损伤孩子皮肤。

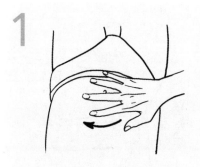
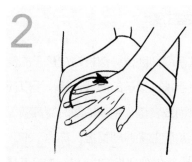

⑥ 推上七节骨

　　孩子取俯卧位，家长站在孩子的侧方，以双手拇指外侧缘从其尾椎自下而上直推到第4腰椎处，称为"推上七节骨"，操作50次。注意要紧贴孩子腰部皮肤，压力适中，动作连续，速度均匀且要沿直线操作，不可歪斜。

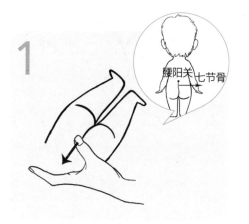
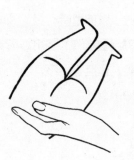

7 捏脊

孩子取俯卧位，家长双手食指抵于背脊之上，再以两手拇指伸向食指前方，合力挟住肌肉，捏起，采用食指向前、拇指后退之翻卷动作，两手交替向前移动。自长强穴（尾骨端下，当尾骨端与肛门连线中点处）起一直捏到大椎穴（后正中线上，第7颈椎棘突下凹陷中）为1次。如此反复操作5~6次。注意要沿直线捏，所捏皮肤的厚、薄、松、紧应适宜，捏拿速度要适中，动作轻快、柔和，避免肌肤从手指尖滑脱。

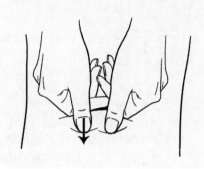

 专家提示

1　饮食宜清淡、易消化，注意保暖，避免受凉。
2　腹泻严重者，应禁食6~12小时，好转后再逐渐恢复正常饮食，必要时，进行输液等治疗。

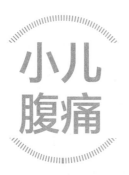

腹痛是小儿常见的一种病症，指胃脘以下、脐两旁及耻骨以上部位发生的疼痛。西医学分为急性腹痛和慢性腹痛两类。

中医学认为，小儿腹痛可分为感受寒邪、饮食积滞、虚寒腹痛和虫积腹痛四型。

当孩子腹痛症状表现为腹痛急暴，喜温喜按，得暖则舒，遇冷则腹痛加剧，四肢怕冷，常伴发热恶寒，呕吐，泄泻，便溏薄，小便清长，舌质淡，苔薄白，指纹青紫或浮红，则为感受寒邪。

当孩子腹痛症状表现为腹胀疼痛，曲腰捧腹啼哭，疼痛拒按，呕吐，嗳腐泛酸，痛无定处，大便秘结或溏泻，矢气则舒，泻后痛减，大便酸腐，舌苔白厚腻，指纹紫滞，则为饮食积滞。

当孩子腹痛症状表现为腹痛隐隐，喜温喜按，面色无华或萎黄，形体消瘦，食欲不振，大便稀薄，小便清长，舌淡或胖大，苔薄白，指纹淡红，则为虚寒腹痛。

当孩子腹痛症状表现为突然发作性腹痛，脐周为甚，时作时止，痛时高声啼哭不止，腹部有时可摸到蠕动之块状物，时隐时现，面黄肌瘦，有便虫史，嗜食异物，如有蛔虫窜行于胆道则痛如钻顶，口吐清涎或伴呕吐，指纹青紫，则为虫积腹痛。

若孩子出现以上腹痛症状时，家长可以进行以下推拿手法：

1 补脾经

孩子取仰卧位，家长站在孩子的侧方，一手托住孩子的手掌，另一手以拇指罗纹面在其拇指指端罗纹面上做顺时针方向的旋转推动，也可以将孩子拇指屈曲，家长以拇指罗纹面循其拇指外侧缘从指尖向指根直推，统称为"补脾经"，反复操作100次。

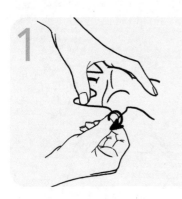

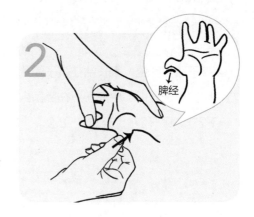

脾经

② 清大肠

孩子取抱坐位或仰卧位，家长站在孩子的侧方，一手扶住孩子的手掌，另一手以拇指罗纹面在孩子食指外侧缘，从虎口向食指指尖直推100次。

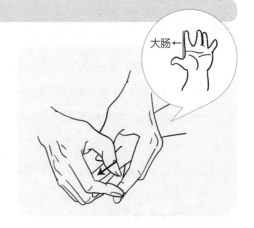

大肠←

③ 运内八卦

孩子取仰卧位，家长站在孩子的侧方，一手扶住孩子的四指，使其掌心向上，以食指、中指夹住孩子手掌，另一手拇指指端自孩子掌根处顺时针方向做环形推动，称为"运内八卦"，反复操作100次。操作时宜轻不宜重，宜缓不宜急，在体表旋绕摩擦推动。

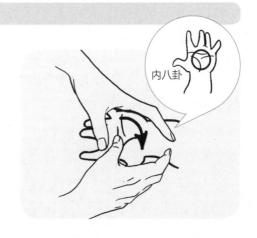

内八卦

④ 拿肚角

孩子取仰卧位，家长站在孩子的侧方，以拇指、食指、中指三指在肚角穴（脐下2寸，旁开2寸）处拿5～8次。

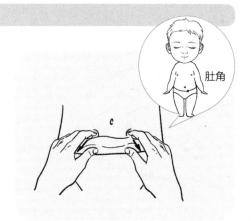

⑤ 揉中脘

孩子取仰卧位，家长站在孩子的侧方，将手掌轻放于孩子中脘穴（脐上4寸，位于胸剑结合处与脐连线的中点）上，沉肩垂肘，以前臂带动腕，顺时针、逆时针间隔反复操作，各100下。用力宜轻不宜重，速度宜缓不宜急，随孩子呼吸节律按揉。

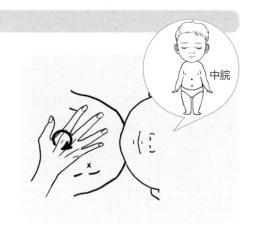

⑥ 摩腹

孩子取仰卧位，家长站在孩子的侧方，将手掌轻放于孩子腹部，沉肩垂肘，以前臂带动手腕，依次按照右下腹、右上腹、左上腹、左下腹的顺序做环形而有节律的抚摩约5分钟。用力宜轻不宜重，速度宜缓不宜急。在摩腹之前可以在孩子腹部涂上适量滑石粉，以免摩腹过程中损伤孩子皮肤。

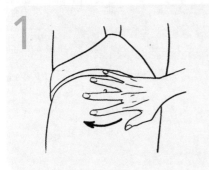

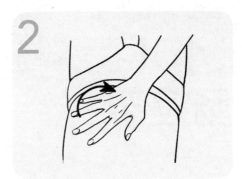

❼ 揉足三里

　　孩子取仰卧位，家长站在孩子的侧方，以一手拇指于孩子足三里穴（小腿前外侧，髌骨与髌韧带外侧凹陷下3寸，距胫骨前缘一横指）上，施以点揉法3分钟。操作时以拇指指端吸定于足三里穴上，以肢体的近端带动远端做带动深层组织的小幅度环旋揉动，压力要均匀，动作要协调、有节律。

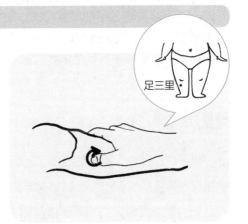

足三里

 专家提示

1　切忌暴饮暴食，忌食生冷，注意孩子的腹部保暖。
2　注意鉴别腹痛的原因，排除外科急腹症；对于蛔虫性腹痛，痛止后要驱蛔，必要时尽快去医院就诊。

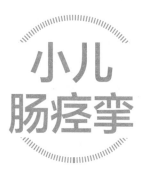

小儿肠痉挛

肠痉挛是由于肠壁平滑肌阵阵强烈收缩而引起的阵发性腹痛，在小儿急性腹痛中最常见，属于中医学"腹痛"的范畴，而西医学又称之为"痉挛性肠绞痛"，可发生于婴儿期至学龄期儿童，以5～6岁最为多见。

孩子出现突然阵发性腹痛，脐周为甚，每次发生一般持续数分钟，时痛时止，反复发作，可持续数小时，哭闹不止，面色苍白，手足发凉，腹部胀痛拒按，一般能自行缓解，可伴有呕吐及上呼吸道感染症状，触诊腹部有痛觉过敏，腹肌紧张等肠痉挛症状时，家长可以给孩子做以下推拿手法：

① 补脾经

孩子取仰卧位，家长站在孩子的侧方，一手托住孩子的手掌，另一手以拇指罗纹面在其拇指端罗纹面上做顺时针方向的旋转推动，也可以将孩子拇指屈曲，家长以拇指罗纹面循其拇指外侧缘从指尖至指根直推，统称为"补脾经"，反复操作100次。

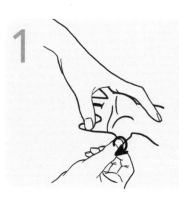

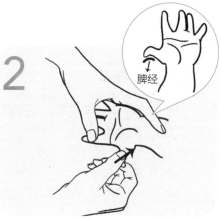

脾经

② 清大肠

孩子取抱坐位或仰卧位，家长站在孩子的侧方，一手扶住孩子的手掌，另一手以拇指罗纹面在其食指外侧缘，自虎口向食指指尖直推100次。

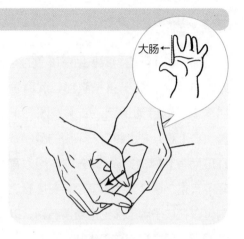

大肠

③ 运内八卦

孩子取仰卧位，家长站在孩子的侧方，一手拇指扶住孩子的四指，使其掌心向上，以食指、中指夹住孩子手掌，另一手拇指指端自孩子掌根处顺时针方向做环形推动，称为"运内八卦"，反复操作100次。操作时宜轻不宜重，宜缓不宜急，在体表旋绕摩擦推动。

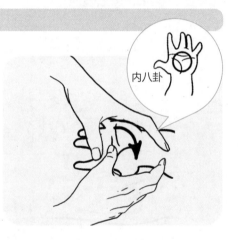

内八卦

④ 拿肚角

孩子取仰卧位，家长站在孩子的侧方，以拇指、食指、中指三指在肚角穴（脐下2寸，旁开2寸）处拿5~8次。

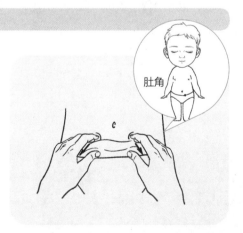

肚角

⑤ 摩腹

孩子取仰卧位，家长站在孩子的侧方，将手掌轻放于孩子腹部，沉肩垂肘，以前臂带动手腕，依次按照右下腹、右上腹、左上腹、左下腹的顺序做环形而有节律的抚摩约5分钟。用力宜轻不宜重，速度宜缓不宜急。在摩腹之前可以在孩子腹部涂上适量滑石粉，以免摩腹过程中损伤孩子皮肤。

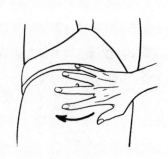

揉足三里 ⑥

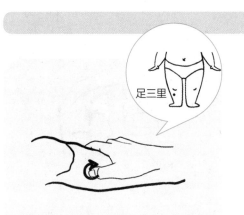

足三里

孩子取仰卧位，家长站在孩子的侧方，以一手拇指于孩子足三里穴（小腿前外侧，髌骨与髌韧带外侧凹陷下3寸，距胫骨前缘一横指）上，施以点揉法3分钟。操作时以拇指指端吸定于足三里穴上，以肢体的近端带动远端做带动深层组织的小幅度环旋揉动，压力要均匀，动作要协调、有节律。

中医学认为，小儿肠痉挛可分为腹中寒、脏腑虚冷、气滞血瘀和乳食停滞四型。因此，家长需要先对孩子的肠痉挛进行辨证分型，然后再针对不同类型的小儿肠痉挛，配伍一些补充推拿手法，以便于孩子更快恢复健康。

当孩子肠痉挛症状表现为腹部疼痛，阵阵发作，喜温细按，得温则舒，四肢厥逆，或呕吐，腹泻，大便溏泻，小便清长，面色苍白，甚则唇色紫暗，舌淡苔白滑，指纹青紫，则为腹中寒，家长可以进行以上推拿手法。

当孩子肠痉挛症状表现为腹痛绵绵，时作时止，痛处喜温喜按，得温稍舒，得食暂缓，四肢发冷，饮食较少，或食后腹胀，食后良久方吐，吐出物无臭无味，大便稀溏，小便清长，面色白，神情倦怠，舌淡苔白，指纹沉而色青，则为脏腑虚冷，家长可以进行以上推拿手法。

当孩子肠痉挛症状表现为腹痛绵绵，时作时止，痛处喜温喜按，得温稍舒，得食暂缓，四肢发冷，饮食较少，或食后腹胀，食后良久方吐，吐出物无臭无味，大便稀溏，小便清长，面色白，神情倦怠，舌淡苔白，指纹沉而色青，则为脏腑虚冷，家长可以进行以上推拿手法。

当孩子肠痉挛症状表现为腹部胀满疼痛拒按，按之痛甚，不思乳食，或食少纳呆，腹痛欲泻，泻后痛减，时有呕吐，呕吐物酸腐，夜卧不安，时时啼哭，嗳腐吞酸，口气酸臭，频转矢气，粪便秽臭，舌苔厚腻，指纹青紫，则为乳食停滞，家长可以配伍以下推拿手法：

1 揉板门

孩子取仰卧位，家长站在孩子的侧方，一手托住孩子的手掌，另一手以拇指罗纹面按揉其手掌大鱼际处，为"揉板门"，反复操作约300次。

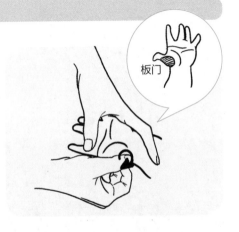

板门

② 推四横纹

孩子取仰卧位，家长站在孩子的侧方，一手握住孩子的手掌，使其四指伸直并拢，掌心向上，另一手四指并拢从其食指横纹处推向小指横纹处（儿童食指、中指、无名指、小指掌侧第1指间关节横纹处，称为四横纹），称为"推四横纹"，操作100次。

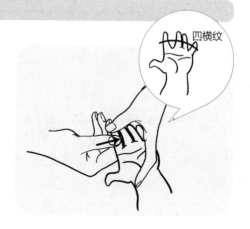

四横纹

专家提示

1 让孩子养成规律饮食的习惯，饭后禁止立刻剧烈运动。
2 本病注意与急性阑尾炎、肠套叠、急腹症鉴别，必要时及时去医院就诊。

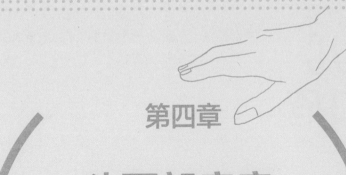

第四章

头面部疾病，
小儿推拿标本兼治

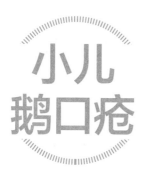

小儿口腔、舌上布满白屑，状如鹅口之症叫作鹅口疮，西医学又名雪口病、白念菌病，常见于早产儿、体质虚弱的乳儿。

中医学认为，小儿鹅口疮可分为风热袭表、脾胃积热、心火上炎和虚火上浮四型。

当孩子鹅口疮症状表现为口唇、舌面、两颊部出现红疹，可迅速演变成疱疹，进而逐步形成溃疡，红肿、疼痛、流涎，常伴发热恶寒，咳嗽，咽红不适，舌边尖红，脉浮数，则为风热袭表。

当孩子鹅口疮症状表现为口唇、舌面、颊内、齿龈等处散发小疮，红肿疼痛，继而破溃糜烂，口臭涎多，烦躁不安，拒绝乳食，哭闹不安，大便秘结，小便短赤，舌质红，苔黄或黄腻，指纹紫滞，则为脾胃积热。

当孩子鹅口疮症状表现为舌尖、舌面糜烂破溃，红肿疼痛，心烦口渴，大便秘结，小便短赤涩痛，舌边尖红，苔少，脉细数，则为心火上炎。

当孩子鹅口疮症状表现为口唇、舌面浅表出现溃烂，不甚疼痛，稀疏色淡，口流清涎，神疲颧红，低热盗汗，口干渴不欲饮，大便干，小便赤，舌质淡红，苔少，指纹淡紫，脉细数，则为虚火上浮。

若孩子出现以上鹅口疮症状时，家长可以进行以下推拿手法：

① 清胃经

孩子取仰卧位，家长站在孩子的侧方，一手托住孩子的手掌，另一手以拇指罗纹面从其腕横纹向拇指指根方向直推，称为"清胃经"，反复操作300次。

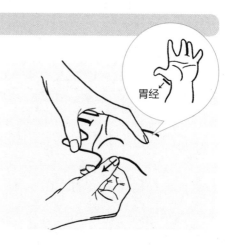

胃经

② 补脾经

孩子取仰卧位，家长站在孩子的侧方，一手托住孩子的手掌，另一手以拇指罗纹面在其拇指指端罗纹面上做顺时针方向的旋转推动，也可以将孩子拇指屈曲，家长以拇指罗纹面循其拇指外侧缘从指尖向指根直推，统称为"补脾经"，反复操作100次。

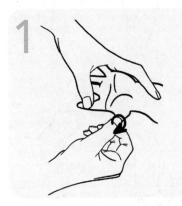

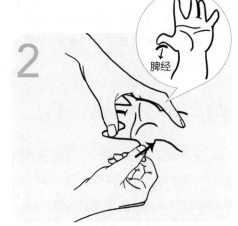

脾经

③ 推肾经

孩子取仰卧位，家长站在孩子的侧方，一手托住孩子的手掌，一手以拇指指腹从其小指指尖至其指根方向往返直推，称为"推肾经"，反复操作200次。

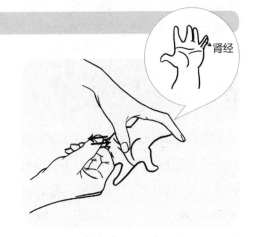

肾经

④ 清天河水

　　孩子取仰卧位，家长站在孩子的侧方，一手扶住孩子的前臂，另一手以食指、中指罗纹面沿着其前臂正中自腕部推向肘部，称为"清天河水"，反复操作100次。注意着力部位要紧贴皮肤，压力适中，做到轻而不浮，重而不滞。应沿着直线推动。

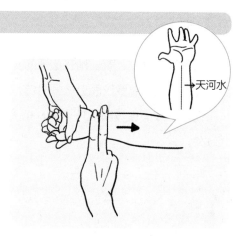

⑤ 退六腑

　　孩子取仰卧位，家长站在孩子的侧方，一手扶住孩子的前臂，另一手以拇指或食指、中指指面沿着其前臂尺侧，从肘部向腕部直推，称为"退六腑"，反复操作200次。在推动的过程中，要注意指面紧贴孩子的皮肤，压力要适中。

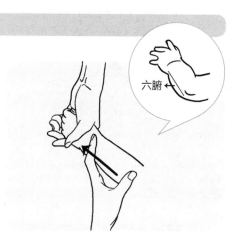

⑥ 揉涌泉

　　孩子取仰卧位，家长站在孩子的侧方，一手托住孩子足跟，另一手以拇指罗纹面揉其涌泉穴（足底部，卷足时足前部凹陷处，约当足底第2、3趾趾缝纹头与足跟连线的前1/3与后1/3交点处）50～100次。

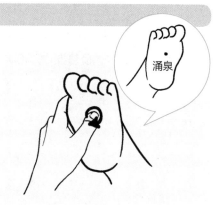

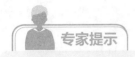

1 保持孩子口腔清洁。

2 当发现孩子口腔内有类似奶瓣的斑块时，不要随便揩洗，以免黏膜损伤引起细菌感染。确诊孩子患有鹅口疮后，可以用消毒药棉蘸2%的小苏打水擦洗口腔，擦洗的时候动作要轻，再用1%甲紫（龙胆紫）涂在患处，每天1~2次。

3 不要乱用抗生素，因为抗生素可能会杀灭可抑制白色念珠菌的细菌，从而导致白色念珠菌大量繁殖，引发鹅口疮。

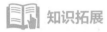

清天河水与取天河水

清天河水主要是从腕横纹的中心推到肘横纹的中心，是向心方向推，性温。其主要功效是通过解表发汗而退热，常用于风寒引起的发热。

取天河水，是从肘横纹的中点推向腕横纹的中点，是离心方向推，性凉。其主要功效是滋阴润燥清热。孩子阴常不足，生长发育较快，经常出现的阴虚发热都可以用取天河水。

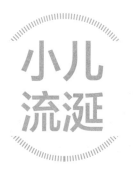

小儿流涎，通常称为流口水，是指小儿口涎（口水）不自觉地从口角流出，渍于口周。本症一般见于3岁以内的小儿。本病常见于西医学中的唾液分泌功能亢进、脾胃功能失调、吞咽障碍、脑膜炎后遗症等。

孩子出现经常流涎，浸渍两口角及胸前，胸口、衣襟被口水浸润常湿，口唇周围每有发疹潮红等症状时，家长可以给孩子做以下推拿手法：

1 摩腹

孩子取仰卧位，家长站在孩子的侧方，将手掌轻放于孩子腹部，沉肩垂肘，以前臂带动手腕，依次按照右下腹、右上腹、左上腹、左下腹的顺序做环形而有节律的抚摩约5分钟。用力宜轻不宜重，速度宜缓不宜急。在摩腹之前可以在孩子腹部涂上适量滑石粉，以免摩腹过程中损伤孩子皮肤。

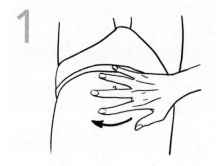

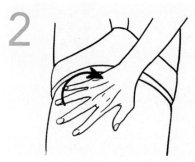

② 揉板门

孩子取仰卧位，家长站在孩子的侧方，一手托住孩子的手掌，另一手以拇指罗纹面在其手掌大鱼际处往返按揉，为"揉板门"，反复操作300次。

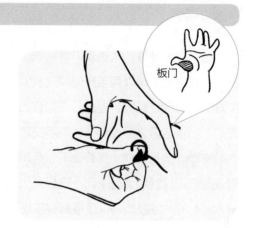

板门

揉足三里 ③

足三里

孩子取仰卧位，家长站在孩子的侧方，以一手拇指于孩子足三里穴（小腿前外侧，髌骨与髌韧带外侧凹陷下3寸，距胫骨前缘一横指）上，施以点揉法3分钟。操作时以拇指指端吸定于足三里穴上，以肢体的近端带动远端做带动深层组织的小幅度环旋揉动，压力要均匀，动作要协调、有节律。

④ 揉三阴交

孩子取正坐位，家长站在孩子的前方，一手托住孩子的小腿，另一手拇指点按于其三阴交穴（内踝上3寸处），施以点揉法3分钟。家长以拇指指端吸定于三阴交穴上，以肢体的近端带动远端做带动深层组织的小幅度环旋揉动，压力要均匀，动作要协调、有节律。

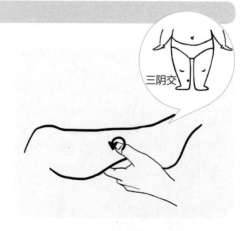

三阴交

⑤ 捏脊

孩子取俯卧位，家长双手食指抵于孩子背脊之上，再以两手拇指伸向食指前方，合力挟住肌肉，捏起，采用食指向前、拇指后退之翻卷动作，两手交替向前移动。自长强穴（尾骨端下，当尾骨端与肛门连线中点处）起一直捏到大椎穴（后正中线上，第7颈椎棘突下凹陷中）为1次。如此反复操作5～6次。注意要沿直线捏，所捏皮肤的厚、薄、松、紧应适宜，捏拿速度要适中，动作轻快、柔和，避免肌肤从手指尖滑脱。

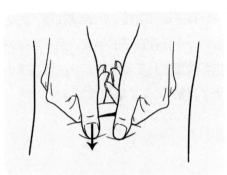

⑥ 揉涌泉

孩子取仰卧位，家长站在孩子的侧方，一手托住孩子足跟，另一手以拇指指端指腹揉孩子涌泉穴（足底部，卷足时足前部凹陷处，约当足底第2、3趾趾缝纹头与足跟连线的前1/3与后1/3交点处）50～100次。

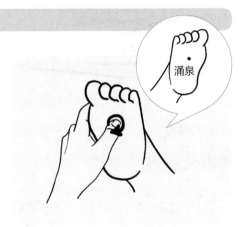

涌泉

中医学认为，小儿流涎可分为脾胃实热和脾胃虚寒两型。因此，家长需要先对孩子的流涎进行辨证分型，然后再针对不同类型的小儿流涎，配伍一些补充推拿手法，以便于孩子更快恢复健康。

当孩子流涎症状表现为口角流涎，甚则口角红肿溃烂，口涎稠黏味臭，口渴喜饮冷水，大便臭秽或干结，小便短赤，面赤唇红，舌质红，苔黄，指纹紫，则为脾胃实热，家长可以配伍以下推拿手法：

① 清胃经

孩子取仰卧位，家长站在孩子的侧方，一手托住孩子的手掌，另一手以拇指罗纹面从其腕横纹向拇指指根方向直推，称为"清胃经"，反复操作300次。

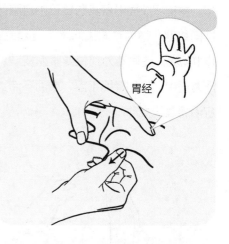

胃经

② 推大肠

孩子取仰卧位，家长站在孩子侧方，一手托住孩子的手掌，另一手以拇指罗纹面在其食指外侧缘，自指尖到虎口成一直线进行直推。从食指指尖直推向虎口为补，称为"补大肠"；自虎口直推向食指指尖为清，称为"清大肠"，两者统称为"推大肠"。若孩子因伤于饮食，可用清大肠的手法；若是因脾胃虚弱，可用补大肠的手法。反复推200次。

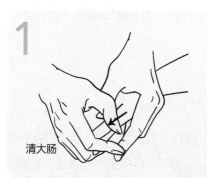

清大肠

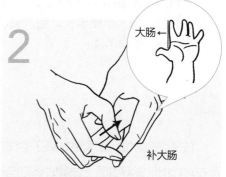

大肠

补大肠

③ 清天河水

　　孩子取仰卧位，家长站在孩子的侧方，一手扶住孩子的前臂，另一手以食指、中指罗纹面沿着其前臂正中自腕部推向肘部，称为"清天河水"，反复操作100次。注意着力部位要紧贴皮肤，压力适中，做到轻而不浮，重而不滞。应沿着直线推动。

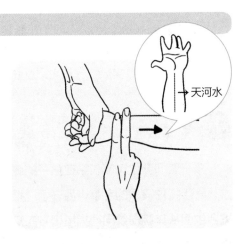

→ 天河水

退六腑 ④

　　孩子取仰卧位，家长站在孩子的侧方，一手扶住孩子的前臂，另一手以拇指或食指、中指指面沿着其前臂尺侧，从肘部向腕部直推，称为"退六腑"，反复操作200次。在推动的过程中，要注意指面紧贴孩子的皮肤，压力要适中。

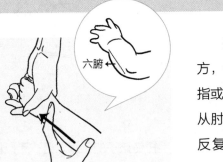

六腑

　　当孩子流涎症状表现为口角流涎，食欲不振，面色无华色白，唇舌色淡，大便溏薄，小便清长，舌淡或胖大，指纹青紫，则为脾胃虚寒，家长可以配伍以下推拿手法：

① 补脾经

　　孩子取仰卧位，家长站在孩子的侧方，一手托住孩子的手掌，另一手以拇指罗纹面在其拇指指端罗纹面上做顺时针方向的旋转推动，也可以将孩子拇指屈曲，家长以拇指罗纹面循其拇指外侧缘从指尖向指根直推，统称为"补脾经"，反复操作100次。

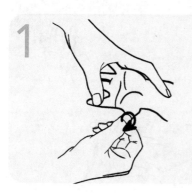

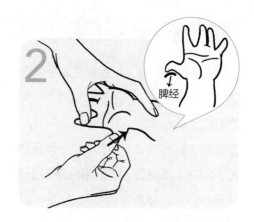

脾经

② 运内八卦

孩子取仰卧位，家长站在孩子的侧方，一手扶住孩子的四指，使其掌心向上，以食指、中指夹住孩子手掌，另一手拇指指端自孩子掌根处顺时针方向做环形推动，称为"运内八卦"，反复操作100次。操作时宜轻不宜重，宜缓不宜急，在体表旋绕摩擦推动。

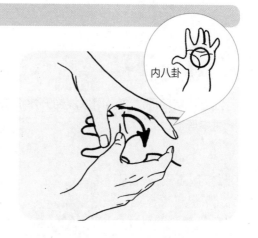

内八卦

③ 推三关

孩子取仰卧位，家长站在孩子的侧方，一手扶住孩子的前臂，另一手以拇指外侧面或食指、中指指面沿着其前臂桡侧，从腕部向肘部直推，称为"推三关"，反复操作200次。在推动的过程中，要注意指面紧贴孩子的皮肤，压力要适中。

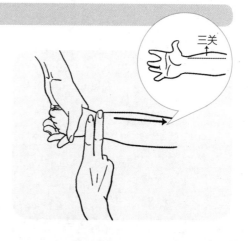

三关

④ 推四横纹

孩子取仰卧位，家长站在孩子的侧方，一手握住孩子的手掌，使其四指伸直并拢，掌心向上，另一手四指并拢从其食指横纹处推向小指横纹处（儿童食指、中指、无名指、小指掌侧第1指间关节横纹处，称为四横纹），称为"推四横纹"，操作100次。

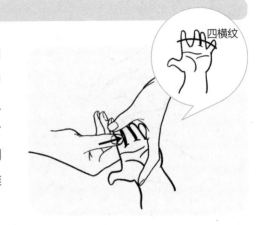

四横纹

 专家提示

注意保持口周清洁，用凉淡盐开水清洗局部，重者加用抗生素治疗（需在医生指导下）。

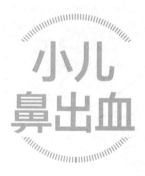

小儿
鼻出血

小儿鼻出血是小儿耳鼻喉科的常见疾病，特别是在春、秋、冬季发病率特别高。中医学称之为"鼻衄"，多由于"肺燥血热"。小儿的鼻腔黏膜特别薄，只有成年人的1/10，而且孩子喜欢挖鼻、揉鼻，所以较成人更容易出血。

孩子出现单侧鼻出血，亦可双侧，常为间歇性地反复出血，亦可呈持续性出血，常伴鼻腔干燥，咳呛，痰少，烦渴，口臭，头痛，目赤等鼻出血症状时，家长可以给孩子做以下推拿手法：

1 清肺经

孩子取仰卧位，家长站在孩子的侧方，一手托住孩子的手掌，另一手以拇指指腹从孩子无名指指根向其指尖方向直推，称为"清肺经"，反复操作100次。注意做推法时力量要均匀，着力部位要紧贴孩子皮肤，沿直线推。

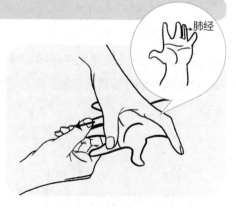

肺经

2 清胃经

孩子取仰卧位，家长站在孩子的侧方，一手托住孩子的手掌，另一手以拇指罗纹面从其腕横纹向拇指指根方向直推，称为"清胃经"，反复操作300次。

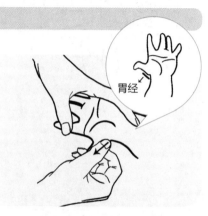

胃经

③ 清肝经

孩子取抱坐位或仰卧位，家长站在孩子的侧方，一手托住孩子的手掌，另一手以拇指指腹从其食指指根向指尖方向直推，称为"清肝经"，反复操作100次。

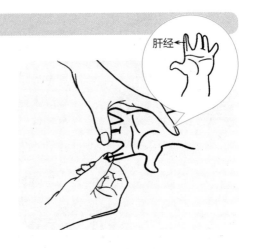

④ 清天河水

孩子取仰卧位，家长站在孩子的侧方，一手扶住孩子的前臂，另一手以食指、中指罗纹面沿着其前臂正中自腕部推向肘部，称为"清天河水"，反复操作100次。注意着力部位要紧贴皮肤，压力适中，做到轻而不浮，重而不滞。应沿着直线推动。

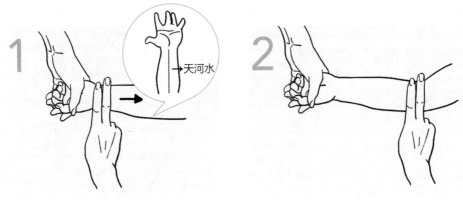

⑤ 推肾经

孩子取仰卧位，家长站在孩子的侧方，一手扶住孩子的前臂，另一手以拇指指腹从孩子小指指尖至其指根方向往返直推，称为"推肾经"，反复操作200次。

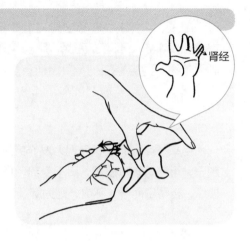

肾经

⑥ 补脾经

孩子取仰卧位，家长站在孩子的侧方，一手托住孩子的手掌，另一手以拇指罗纹面在其拇指指端罗纹面上做顺时针方向的旋转推动，也可以将孩子拇指屈曲，家长以拇指罗纹面循其拇指外侧缘从指尖向指根直推，统称为"补脾经"，反复操作100次。

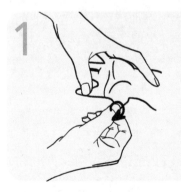

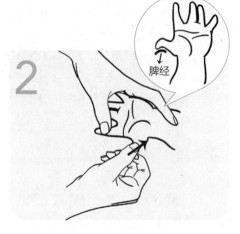

脾经

中医学认为，小儿鼻出血可分为肺经热盛、肝火犯肺、阴虚肺燥、胃热炽盛和脾不统血五型。因此，家长需要先对孩子的鼻出血进行辨证分型，然后再针对不同类型的小儿鼻出血，配伍一些补充推拿手法，以便于孩子更快恢复健康。

当孩子鼻出血症状表现为发作突然，鼻血点滴而出，色鲜红，量不多，鼻腔干，可伴有咳嗽痰黄，口干身热，鼻肌膜色红或在易出血部位见有糜烂，舌质红，苔薄白而干，脉数，则为肺经热盛，家长可以进行以上推拿手法。

当孩子鼻出血症状表现为出血较多，色深红，时作时止，来势骤急，伴有烦躁不安，头痛，眩晕，耳鸣，口苦咽干，胸胁胀满，面红目赤，舌质红，苔黄，脉弦数，则为肝火犯肺，家长可以进行以上推拿手法。

当孩子鼻出血症状表现为涕中带血，量少，多于擤涕、揉鼻、喷嚏时诱发，鼻肌膜干燥，或有干痂附着，伴有口干、咽燥、咳嗽少痰。舌质红，苔薄，脉细数，则为阴虚肺燥，家长可以进行以上推拿手法。

当孩子鼻出血症状表现为出血量多，血色深红，鼻肌膜色红干燥，可见出血点，伴有烦渴引饮，或齿龈肿胀，大便秘结，小便短赤，舌质红，苔黄，脉滑数，则为胃热炽盛，家长可以配伍以下推拿手法：

退六腑

孩子取仰卧位，家长站在孩子的侧方，一手扶住孩子的前臂，另一手以拇指或食指、中指指面沿着其前臂尺侧，从肘部向腕部直推，称为"退六腑"，反复操作300次。在推动的过程中，要注意指面紧贴孩子的皮肤，压力要适中。

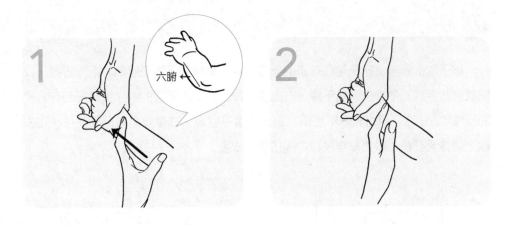

六腑

当孩子鼻出血症状表现为鼻血渗渗而出，淋漓难止，血色淡红，鼻肌膜可见表浅溃疡，出血量可少可多，但其势较缓；兼见面色不华，神倦懒言，头昏眼花，食少便溏，舌淡，苔薄，脉缓弱，则为脾不统血，家长可以配伍以下推拿手法：

❶ 揉中脘

孩子取仰卧位，家长站在孩子的侧方，将手掌轻放于其中脘穴（脐上4寸，位于胸剑结合处与脐连线的中点）上，沉肩垂肘，以前臂带动手腕，顺时针、逆时针间隔反复操作，各100下。用力宜轻不宜重，速度宜缓不宜急，随孩子呼吸节律按揉。

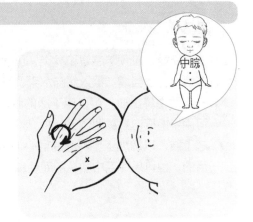

中脘

② 摩腹

　　孩子取仰卧位，家长站在孩子的侧方，将手掌轻放于孩子腹部，沉肩垂肘，以前臂带动手腕，依次按照右下腹、右上腹、左上腹、左下腹的顺序做环形而有节律的抚摩约5分钟。用力宜轻不宜重，速度宜缓不宜急。在摩腹之前可以在孩子腹部涂上适量滑石粉，以免摩腹过程中损伤孩子皮肤。

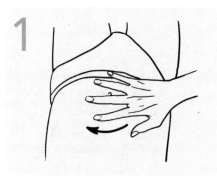 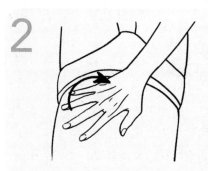

1　季节交替，应预防感冒和鼻炎，正确掌握擤鼻方法，不用手抠、挖鼻腔。

2　多喝水，适当增加摄入润肺水果、蔬菜，合理科学地安排孩子的饮食。

3　一旦发生鼻出血，可以用干净的脱脂棉充填鼻腔以止血，如没有脱脂棉也可用手指压迫鼻翼两侧5分钟；让鼻出血的孩子低头（注意不是仰头）并举起上肢，以增加上腔静脉的回心血量，从而减少鼻腔供血，以达到止血的目的，也可用冷毛巾敷鼻部而使鼻血管收缩，必要时应及时至医院就诊。

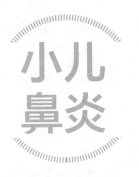

小儿鼻炎是儿科临床的常见病和多发病。鼻炎是由气候变化、环境和全身因素，鼻子邻近器官病变的炎症扩散及自身抵抗力降低等因素引起，其中以抵抗力降低为反复发作及病情迁延的主要内因。本病以发病急缓和病程长短为依据，可划分为急性鼻炎、慢性鼻炎以及过敏性鼻炎。

孩子出现以鼻塞、鼻痒、喷嚏或流涕等鼻炎症状时，家长可以给孩子做以下推拿手法：

1 开天门

孩子取仰卧位，家长坐于孩子头前，用两手拇指指腹着力于前额，自印堂（眉心）至神庭（印堂之上，入前发际0.5寸）做抹法，称为"开天门"，连续做30～50次。操作时以拇指的近端带动远端，做上下的单方向移动，其余四指置于头的两侧相对固定。

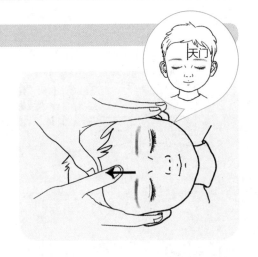

2 清肺经

孩子取仰卧位，家长站在孩子的侧方，一手托住孩子的手掌，另一手以拇指指腹从孩子无名指指根向其指尖方向直推，称为"清肺经"，反复操作100次。注意做推法时力量要均匀，着力部位要紧贴孩子皮肤，沿直线推。

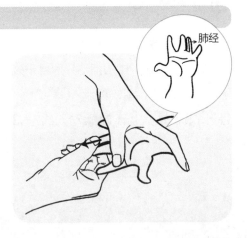

③ 退六腑

孩子取仰卧位，家长站在孩子的侧方，一手扶住孩子的前臂，另一手以拇指或食指、中指指面沿着其前臂尺侧，从肘部向腕部直推，称为"退六腑"，反复操作300次。在推动的过程中，要注意指面紧贴孩子的皮肤，压力要适中。

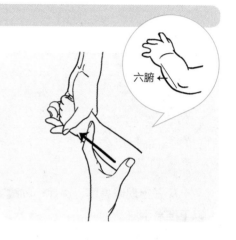

清天河水 ④

孩子取仰卧位，家长站在孩子的侧方，一手扶住孩子的前臂，另一手以食指、中指罗纹面沿着其前臂正中自腕部推向肘部，称为"清天河水"，反复操作100次。注意着力部位要紧贴皮肤，压力适中，做到轻而不浮，重而不滞。应沿着直线推动。

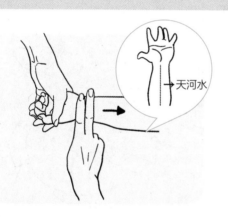

⑤ 揉肺俞

孩子取俯卧位，家长站在孩子的侧方，以一手食指、中指指端分别置于孩子两侧肺俞穴（背部第3胸椎棘突下，旁开1.5寸处）上环旋揉动，约2~3分钟。

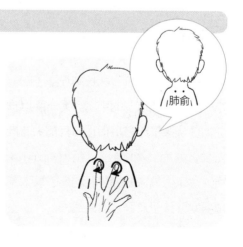

6 按揉大椎

孩子取正坐位或俯卧位，家长站在孩子的侧方，以一手拇指置于孩子大椎穴（第7颈椎棘突下缘）上，向下按压的同时环旋揉动穴位2分钟，注意拇指需吸定于穴位上，力度以孩子能耐受为宜。

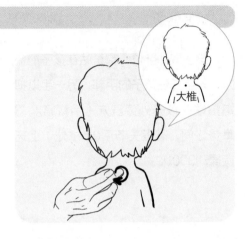

7 点揉风池

孩子取坐位，家长站在孩子的侧方，一手扶住孩子前额部，另一手拇指和食指同时点揉两侧的风池穴（颈后枕骨下，胸锁乳突肌与斜方肌三角凹陷中），反复操作2分钟。操作时动作要和缓，指力要吸定于孩子皮肤上，力量要透达穴位的深层组织，压力均匀，动作要协调、有节律。

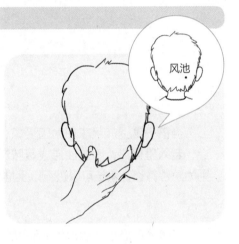

8 点揉迎香

孩子取坐位，家长站在孩子的侧方，双手点揉迎香穴（鼻翼外缘中点旁开，当鼻唇沟中），反复操作2分钟。操作时动作要和缓，指力要吸定于孩子皮肤上，力量要透达穴位的深层组织，压力均匀，动作要协调、有节律。

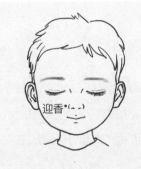

❾ 揉外劳宫

孩子取仰卧位，家长站在孩子的侧方，一手托住孩子的手部，另一手以拇指指端在孩子外劳宫穴（手背第2、3掌骨之间，掌指关节后0.5寸处）上环旋揉动300次。

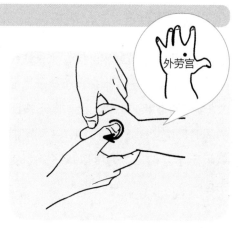

中医学认为，小儿鼻炎可分为急性鼻炎、慢性鼻炎和过敏性鼻炎三型。因此，家长需要先对孩子的鼻炎进行辨证分型，然后再针对不同类型的小儿鼻炎，配伍一些补充推拿手法，以便于孩子更快恢复健康。

当孩子鼻炎症状表现为因受凉、疲劳等引起，鼻塞，鼻痒，喷嚏，流清涕，若入里化热，则流浊涕或黄脓涕，伴恶寒发热、头痛、口干、便秘等，则为急性鼻炎，家长可以进行以上推拿手法。

当孩子鼻炎症状表现为间歇性鼻塞，多在寒冷时或早晚、静坐后鼻塞，时有鼻涕，常为黏液性涕，量少，若感染后可出现黏脓涕，鼻黏膜肿胀，以下鼻甲为明显，表面光滑，湿润，色泽多呈暗红，探针触之柔软有弹性，则为慢性鼻炎，家长可以配伍以下推拿手法：

❶ 补脾经

孩子取仰卧位，家长站在孩子的侧方，一手托住孩子的手掌，另一手以拇指罗纹面在其拇指指端罗纹面上做顺时针方向的旋转推动，也可以将孩子拇指屈曲，家长以拇指罗纹面循其拇指外侧缘从指尖向指根直推，统称为"补脾经"，反复操作100次。

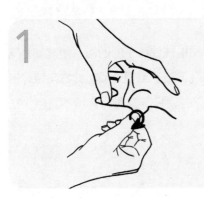

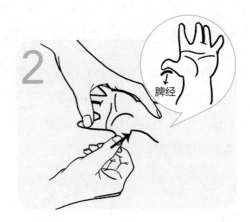

脾经

❷ 揉足三里

孩子取仰卧位，家长站在孩子的侧方，以一手拇指于孩子足三里穴（小腿前外侧，髌骨与髌韧带外侧凹陷下3寸，距胫骨前缘一横指）上，施以点揉法3分钟。操作时，以拇指指端吸定于足三里穴上，以肢体的近端带动远端做带动深层组织的小幅度环旋揉动，压力要均匀，动作要协调、有节律。

足三里

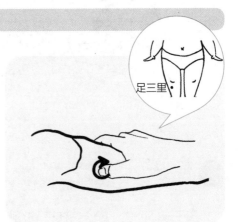

当孩子鼻炎症状表现为突然出现鼻塞，流清水鼻涕，连续打喷嚏，突出表现为眼睛、鼻子、咽喉部及外耳道的瘙痒难耐，一年四季都可发病，但主要发生在春夏或夏秋季，与花粉、扬尘等有很大关系，有的孩子由于瘙痒重而烦躁啼哭，一般4~5天会逐渐好转，如果合并感染，还会流黄脓鼻涕，或常年鼻塞、流涕，继而转为慢性鼻炎，则为过敏性鼻炎，家长可以配伍以下推拿手法：

1 运内八卦

孩子取仰卧位，家长站在孩子的侧方，一手拇指扶住孩子的四指，使其掌心向上，以食指、中指夹住孩子手掌，另一手拇指指端自孩子掌根处顺时针方向做环形推动，称为"运内八卦"，反复操作100次。操作时宜轻不宜重，宜缓不宜急，在体表旋绕摩擦推动。

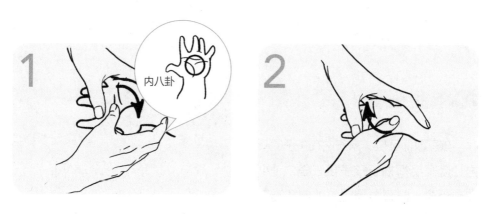

2 推三关

孩子取仰卧位，家长站在孩子的侧方，一手扶住孩子的手部，另一手以拇指内侧，或食指和中指的指腹沿着孩子前臂桡侧，从孩子的腕部向肘部直推，称为"推三关"，反复操作200次。在推动的过程中，要注意指腹紧贴孩子的皮肤，压力要适中。

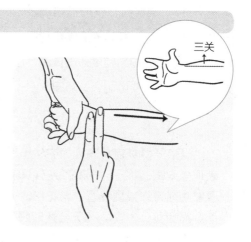

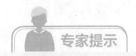

专家提示

1 季节交替时，注意防寒保暖，避免着凉，预防感冒；积极锻炼身体，增强抵抗力。

2 纠正小儿用手挖鼻的不良习惯；注意室内通风，饮食不要过于辛辣。

3 过敏性鼻炎要避免接触过敏原。

4 必要时及时至医院就诊。

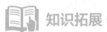 **知识拓展**

顺运八卦与逆运八卦

顺运八卦属性偏温，可以治疗一些虚寒性的疾病。气是主上升的，在治疗中往往侧重于宽胸理气，健脾助运，如治疗消化系统疾病。顺运八卦在临床中经常与补脾经、揉板门、外劳宫、揉中脘配合使用。

逆运八卦属性偏凉，治疗一切热性的疾病。气主下降，侧重于止咳平喘、和胃降逆止呕。

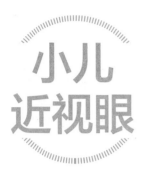

小儿近视眼

近视是指视近清楚、视远模糊的眼病。多由于先天发育不良，用眼不当或用眼过度，或营养不均衡等多种原因引起。

中医学认为，小儿近视眼可分为肝肾亏虚和气虚神伤两型。

当孩子近视眼症状表现为视物模糊，眼目昏暗，近视不明时见黑花，日久可成内障。或伴见腰膝酸软，小便余沥，舌淡，脉细弱，则为肝肾亏虚。

当孩子近视眼症状表现为能近视而不能远视，夜寐梦多，恍惚健忘，心烦不宁，体倦无力。苔薄白，脉细弱，则为气虚神伤，多由内伤劳倦、灯下阅读细字、目力过劳、耗气伤神所致。

若孩子出现以上近视眼症状时，家长可以进行以下推拿手法：

❶ 揉抹眼眶

孩子取仰卧位，家长坐在孩子的头侧，一手扶住孩子的头部，另一手以拇指或中指指腹环绕其眼眶，反复揉抹1分钟至微微发热为度，用力宜轻不宜重，宜缓不宜急。

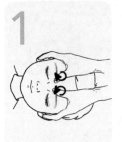
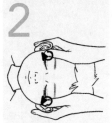
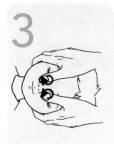
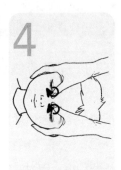

② 点揉睛明

孩子取仰卧位，家长坐在孩子的头侧，一手扶住孩子的头部，另一手以拇指或中指指腹点揉其睛明穴（目内眦角稍上方凹陷处）2分钟。操作时动作要和缓，用力宜轻不宜重，指力要吸定于孩子皮肤上，压力均匀，动作要协调、有节律。

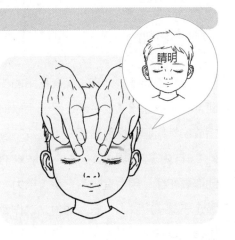

③ 点揉鱼腰

孩子取仰卧位，家长坐在孩子的头侧，一手扶住孩子的头部，另一手以拇指或中指指腹点揉其鱼腰穴（位于额部，瞳孔直上，眉毛中）2分钟。操作时动作要和缓，用力宜轻不宜重，指力要吸定于孩子皮肤上，压力均匀，动作要协调、有节律。

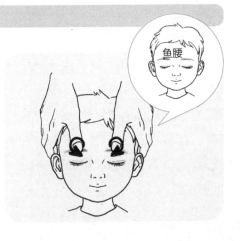

④ 点揉瞳子髎

孩子取仰卧位，家长坐在孩子的头侧，一手扶住孩子的头部，另一手以拇指或中指指腹点揉其瞳子髎穴（目外眦外侧0.5寸凹陷中）2分钟。操作时动作要和缓，用力宜轻不宜重，指力要吸定于孩子皮肤上，压力均匀，动作要协调、有节律。

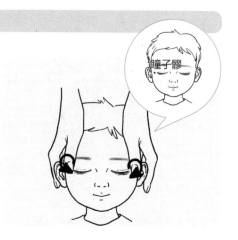

⑤ 点揉球后

孩子取仰卧位，家长坐在孩子的头侧，一手扶住孩子的头部，另一手以拇指或中指指腹点揉其球后穴（当眶下缘外1/4与内3/4交界处）2分钟。施术时动作要和缓，用力宜轻不宜重，指力要吸定于孩子皮肤上，压力均匀，动作要协调、有节律。

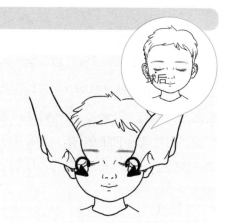

⑥ 推坎宫

孩子取仰卧位，家长坐于孩子头前，用两手拇指的外侧面着力于前额，自眉心向眉梢做分推，称为"推坎宫"，连续做30～50次。操作时注意压力均衡（轻而不浮，重而不滞），方向要正确。

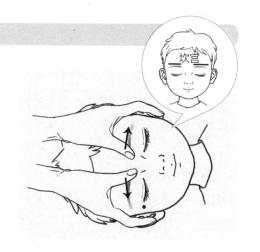

⑦ 揉太阳

孩子取仰卧位，家长坐于孩子头前，将两拇指指腹紧贴于孩子头部两侧太阳穴（在眉眼后凹陷中）处做环旋揉动，其余四指轻扶于孩子脑后，称为"揉太阳"，反复揉2分钟。揉动时压力要均匀，动作要协调、有节律。

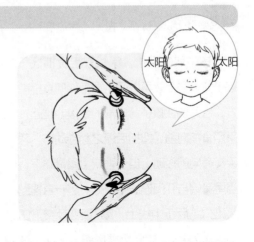

⑧ 推肾经

孩子取仰卧位，家长站在孩子的侧方，一手扶住孩子的前臂，另一手以拇指指腹从孩子小指指尖至其指根方向往返直推，称为"推肾经"，反复操作200次。

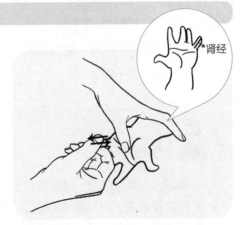

⑨ 揉涌泉

孩子取仰卧位，家长站在孩子的侧方，一手托住孩子足跟，另一手以拇指指端指腹揉孩子涌泉穴（足底部，卷足时足前部凹陷处，约当足底第2、3趾趾缝纹头与足跟连线的前1/3与后1/3交点处）50~100次。

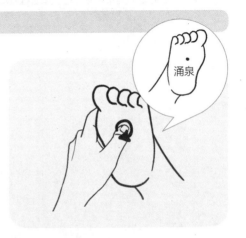

10 捏脊

孩子取俯卧位，家长双手食指抵于孩子背脊之上，再以两手拇指伸向食指前方，合力挟住孩子背脊部的肌肉，捏起，采用食指向前、拇指后退之翻卷动作，两手交替向前移动。自长强穴（尾骨端下，当尾骨端与肛门连线中点处）起一直捏到大椎穴（后正中线上，第7颈椎棘突下凹陷中）为1次。如此反复操作5~6次。注意要沿直线捏，所捏皮肤的厚、薄、松、紧应适宜，捏拿速度要适中，动作轻快、柔和，避免肌肤从手指尖滑脱。

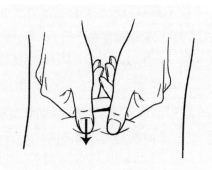

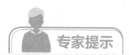 专家提示

1 健康用眼，劳逸结合，注意营养。

2 勤做眼保健操，也可多做熨眼法，即用手心处的劳宫穴来热敷眼睛。先将双手搓热，然后闭眼，空掌捂在眼睛上，多停留一会儿即可。

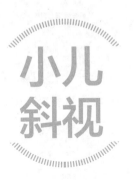

小儿斜视，又称为斜白眼、斗鸡眼，是指双眼在注视目标时，一眼的视线偏离目标。斜视常见的有内斜视和外斜视。

中医学认为，小儿斜视可分为风邪较重、脉络受阻型，脾胃虚弱、脉络失畅型，肾阴不足、津血亏损型和肾阳不足、脉络失畅型四型。

当孩子斜视症状表现为仅能直视而不能转动眼球，伴有头痛，颈项拘急，舌苔薄白，脉浮数，指纹色红，则为风邪较重、脉络受阻型。

当孩子斜视症状表现为上眼睑上提无力，麻木弛缓，开合失去自主，遮于整个角膜，为了克服视物障碍常仰头视物，精神疲乏，食欲不振，大便溏薄，舌质淡，苔薄白，脉缓细或弦细，指纹淡红，则为脾胃虚弱、脉络失畅型。

当孩子斜视症状表现为视物成双，手足心热，盗汗，头晕目眩，口燥咽干，大便干结，尿短赤，舌质红，少苔或无苔，脉细数或弦数有力，指纹紫红，则为肾阴不足、津血亏损型。

当孩子斜视症状表现为视物成双，四肢畏寒怕冷，面色㿠白无华，体乏无力，少气懒言，自汗，大便溏薄，小便清长，口不渴，舌质暗淡，苔白，脉沉细，指纹沉滞，则为肾阳不足、脉络失畅型。

若孩子出现以上斜视症状时，家长可以进行以下推拿手法：

1 揉抹眼眶

　　孩子取仰卧位，家长坐在孩子的头侧，一手扶住孩子的头部，另一手以拇指或中指指腹环绕其眼眶，反复揉抹1分钟至微微发热为度，用力宜轻不宜重，宜缓不宜急。

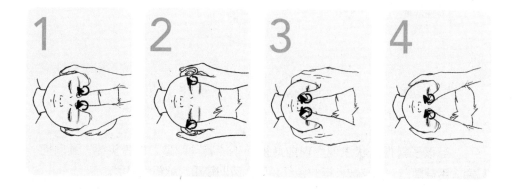

2 点揉睛明

　　孩子取仰卧位，家长坐在孩子的头侧，一手扶住孩子的头部，另一手以拇指或中指指腹点揉其睛明穴（目内眦角稍上方凹陷处）2分钟。操作时动作要和缓，用力宜轻不宜重，指力要吸定于孩子皮肤上，压力均匀，动作点揉睛明要协调、有节律。

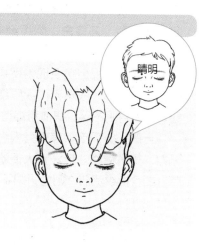

③ 点揉鱼腰

孩子取仰卧位，家长坐在孩子的头侧，一手扶住孩子的头部，另一手以拇指或中指指腹点揉其鱼腰穴（位于额部，瞳孔直上，眉毛中）2分钟。操作时动作要和缓，用力宜轻不宜重，指力要吸定于孩子皮肤上，压力均匀，动作要协调、有节律。

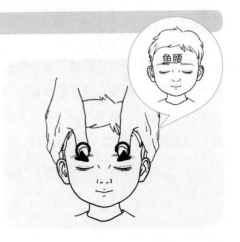

点揉瞳子髎 ④

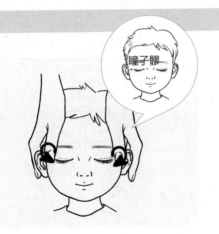

孩子取仰卧位，家长坐在孩子的头侧，一手扶住孩子的头部，另一手以拇指或中指指腹点揉其瞳子髎穴（目外眦外侧0.5寸凹陷中）2分钟。操作时动作要和缓，用力宜轻不宜重，指力要吸定于孩子皮肤上，压力均匀，动作要协调、有节律。

⑤ 点揉球后

孩子取仰卧位，家长坐在孩子的头侧，一手扶住孩子的头部，另一手以拇指或中指指腹点揉其球后穴（当眶下缘外1/4与内3/4交界处）2分钟。施术时动作要和缓，用力宜轻不宜重，指力要吸定于孩子皮肤上，压力均匀，动作要协调、有节律。

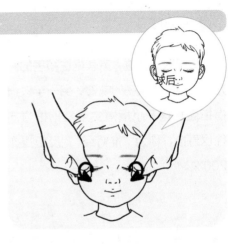

6 掐合谷

孩子取抱坐位或仰卧位，家长站在
孩子的侧方，一手托住孩子的手掌，另
一手以拇指指甲掐揉其合谷穴（在手背
第1、2掌骨间，第2掌骨桡侧中点处）。

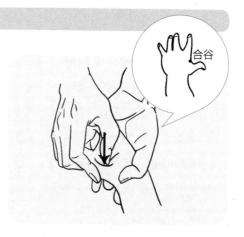

7 清肝经

孩子取抱坐位或仰卧位，家长站在
孩子的侧方，一手托住孩子的手掌，另
一手以拇指指腹从其食指指根向指尖
方向直推，称为"清肝经"，反复操作
100次。

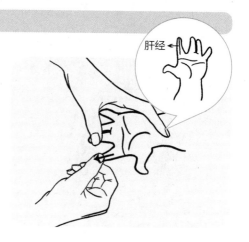

8 推肾经

孩子取仰卧位，家长站在孩子的侧
方，一手扶住孩子的前臂，另一手以拇
指指腹从孩子小指指尖至其指根方向
往返直推，称为"推肾经"，反复操作
200次。

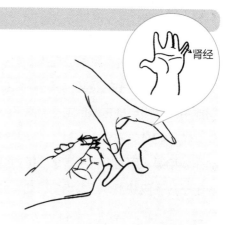

⑨ 揉小天心

孩子取仰卧位，家长站在孩子的侧方，一手托住孩子的手掌，使其掌心向上，另一手以拇指指腹在孩子手掌大、小鱼际交界的凹陷处按揉，为"揉小天心"，操作300次。注意用力均匀，力度适中，以孩子可以忍受为度。

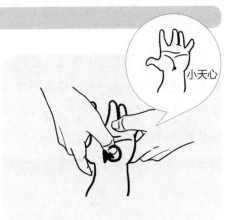

揉小天心

小天心

⑩ 推坎宫

孩子取仰卧位，家长坐于孩子头前，用两手拇指的外侧面着力于前额，自眉心向眉梢做分推，称为"推坎宫"，连续做30~50次。操作时注意压力均衡（轻而不浮，重而不滞），方向要正确。

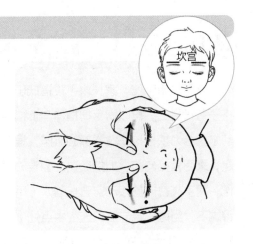

坎宫

⑪ 揉太阳

孩子取仰卧位，家长坐于孩子头前，将两拇指指腹紧贴于孩子头部两侧太阳穴（在眉眼后凹陷中）处做环旋揉动，其余四指轻扶于孩子脑后，称为"揉太阳"，反复揉2分钟。揉动时压力要均匀，动作要协调、有节律。

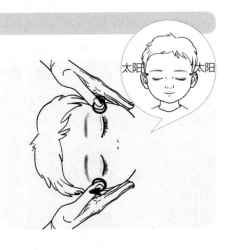

太阳　太阳

12 按揉大椎

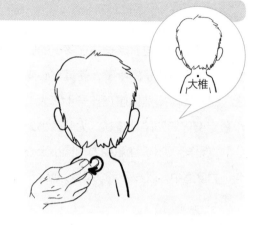

孩子取正坐位或俯卧位，家长站在孩子的侧方，以一手拇指置于孩子大椎穴（第7颈椎棘突下缘）上，向下按压的同时环旋揉动穴位2分钟，注意拇指需吸定于穴位上，力度以孩子能耐受为宜。

13 捏脊

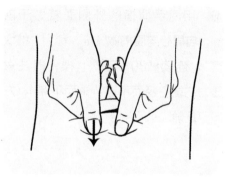

孩子取俯卧位，家长双手食指抵于孩子背脊之上，再以两手拇指伸向食指前方，合力挟住孩子背脊部的肌肉，捏起，采用食指向前、拇指后退之翻卷动作，两手交替向前移动。自长强穴（尾骨端下，当尾骨端与肛门连线中点处）起一直捏到大椎穴（后正中线上，第7颈椎棘突下凹陷中）为1次。如此反复操作5~6次。注意要沿直线捏，所捏皮肤的厚、薄、松、紧应适宜，捏拿速度要适中，动作轻快、柔和，避免肌肤从手指尖滑脱。

14 揉足三里

孩子取仰卧位，家长站在孩子的侧方，以一手拇指于孩子足三里穴（小腿前外侧，髌骨与髌韧带外侧凹陷下3寸，距胫骨前缘一横指）上，施以点揉法3分钟。操作时以拇指指端吸定于足三里穴上，以肢体的近端带动远端做带动深层组织的小幅度环旋揉动，压力要均匀，动作要协调、有节律。

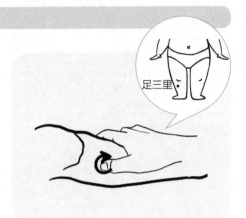

足三里

15 揉涌泉

孩子取仰卧位，家长站在孩子的侧方，一手托住孩子足跟，另一手以拇指指端指腹揉孩子涌泉穴（足底部，卷足时足前部凹陷处，约当足底第2、3趾趾缝纹头与足跟连线的前1/3与后1/3交点处）50～100次。

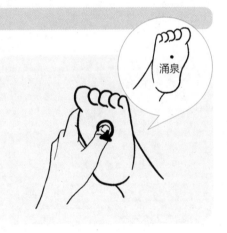

涌泉

 专家提示

1　忌食生冷、黏腻、辛辣刺激之品，合理膳食，注意摄入护肝、明目的食品，如枸杞、胡萝卜、羊肝等。
2　必要时及时至医院就诊。

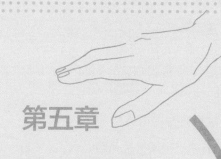

第五章

皮肤科疾病，
小儿推拿轻松缓解

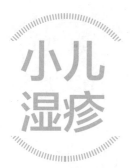

湿疹是由多种内外因素引起的一种具有明显渗出倾向的皮肤炎症反应，皮疹具有多样性，瘙痒剧烈，易复发。小儿湿疹是婴幼儿常见病、多发病之一，主要表现为皮肤起红斑、丘疹、水疱等，常反复发作，湿疹急性期剧烈瘙痒，尤其在晚上导致小儿烦躁哭闹而影响睡眠和进食，严重影响小儿的身体健康和正常发育。

孩子出现初起局部皮损潮红灼热，继而丘疹成片，或水疱密集渗液流津，边缘弥漫不清，瘙痒剧烈，抓破后痒痛相兼，伴心烦、口渴、便干、尿黄、苔黄或黄腻，脉濡滑，皮损呈多形性，如潮红、丘疹、水疱、糜烂、渗出、痂皮、脱屑，常多种症状同时存在，可发展成亚急性或慢性湿疮，时轻时重，反复不愈等湿疹症状时，家长可以给孩子做以下推拿手法：

1 清胃经

孩子取仰卧位，家长站在孩子的侧方，一手托住孩子的手掌，另一手以拇指罗纹面从其腕横纹向拇指指根方向直推，称为"清胃经"，反复操作300次。

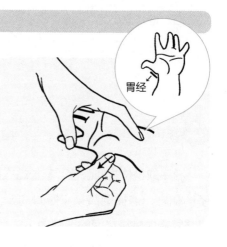

胃经

② 清大肠

孩子取抱坐位或仰卧位，家长站在孩子的侧方，一手扶住孩子的手掌，另一手以拇指罗纹面在孩子食指外侧缘，从虎口向食指指尖直推100次。

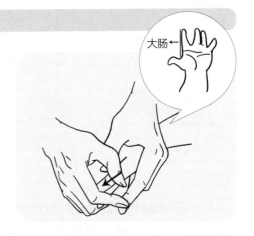

③ 清小肠

孩子取仰卧位，家长站在孩子的侧方，一手扶住孩子的手掌，另一手以拇指罗纹面沿着其小指尺侧缘自指根向指尖直推，为"清小肠"，操作300次。

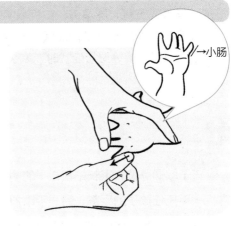

④ 点揉阴陵泉、丰隆、血海

孩子取坐位或仰卧位，家长站在孩子的侧方，点揉阴陵泉（胫骨内侧下缘与胫骨内侧缘之间的凹陷中）、丰隆（外踝尖上8寸，条口穴外1寸，距胫骨前缘二横指）、血海（髌底内侧端上2寸，股内侧肌隆起处）各约2分钟。操作时动作要和缓，指力要吸定于孩子皮肤上，力量要透达穴位的深层组织，压力均匀，动作要协调、有节律。

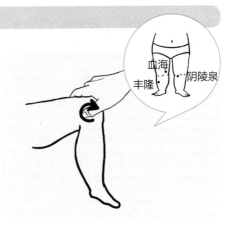

⑤ 揉三阴交

孩子取正坐位，家长站在孩子的前方，一手托住孩子的小腿，另一手拇指点按于其三阴交穴（内踝上3寸处），施以点揉法3分钟。家长以拇指指端吸定于三阴交穴上，以肢体的近端带动远端做带动深层组织的小幅度环旋揉动，压力要均匀，动作要协调、有节律。

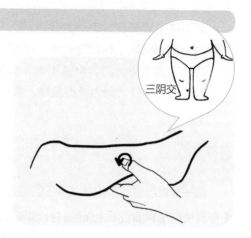

三阴交

中医学认为，小儿湿疹可分为湿热内蕴和脾虚血燥两型。因此，家长需要先对孩子的湿疹进行辨证分型，然后再针对不同类型的小儿湿疹，配伍一些补充推拿手法，以便于孩子更快恢复健康。

当孩子湿疹症状表现为皮肤潮红肿胀灼热，状如涂丹，继而粟疹成片或水疱密集，渗液流津，瘙痒无休，抓后痒痛相兼，渗出不止，常伴身热心烦，口渴思饮，大便秘结，小溲黄赤，舌质红，苔黄腻，脉弦滑数，发病急，病程短，相当于急性湿疹或慢性湿疹急性发作，则为湿热内蕴，家长可以配伍以下推拿手法：

清天河水

孩子取仰卧位，家长站在孩子的侧方，一手扶住孩子的前臂，另一手以食指、中指罗纹面沿着其前臂正中自腕部推向肘部，称为"清天河水"，反复操作100次。注意着力部位要紧贴皮肤，压力适中，做到轻而不浮，重而不滞。应沿着直线推动。

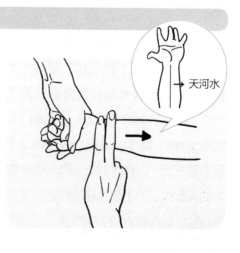

天河水

当孩子湿疹症状表现为病程日久，皮损以"厚"为突出特点，皮肤粗糙肥厚，相对局限，有明显瘙痒，易倾向渗出，表面有抓痕、血痂，可伴色素沉着。可有身倦乏力，食纳不香，失眠多梦，舌质淡体胖，苔白，脉沉缓，多见于慢性湿疹，则为脾虚血燥，家长可以配伍以下推拿手法：

1 补脾经

孩子取仰卧位，家长站在孩子的侧方，一手托住孩子的手掌，另一手以拇指罗纹面在其拇指指端罗纹面上做顺时针方向的旋转推动，也可以将孩子拇指屈曲，家长以拇指罗纹面循其拇指外侧缘从指尖向指根直推，统称为"补脾经"，反复操作100次。

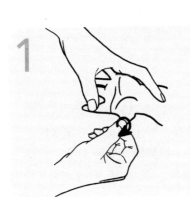
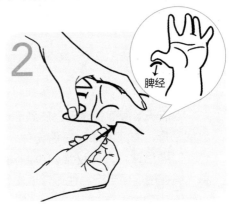

脾经

2 揉足三里

孩子取仰卧位，家长站在孩子的侧方，以一手拇指于孩子足三里穴（小腿前外侧，髌骨与髌韧带外侧凹陷下3寸，距胫骨前缘一横指）上，施以点揉法3分钟。操作时以拇指指端吸定于足三里穴上，以肢体的近端带动远端做带动深层组织的小幅度环旋揉动，压力要均匀，动作要协调、有节律。

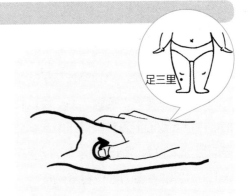

足三里

③ 拿揉风池

孩子取坐位，家长站在孩子的后方，一手扶住孩子前额，另一手以拇指、食指指腹相对用力拿揉其风池穴（颈后枕骨下，胸锁乳突肌与斜方肌三角凹陷中），反复操作2分钟。操作时不可过度用力，以免引起孩子不适。

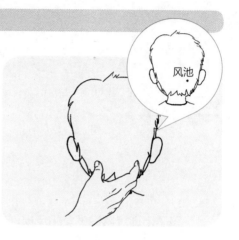

风池

 专家提示

1　加强护理，注意饮食调摄，忌食鱼腥等刺激性食物。

2　贴身衣服可选用棉质材料，衣着应宽松、轻软；衣物、枕头、被褥等要经常更换，保持干爽。

3　室温不宜过高，否则会使湿疹痒感加重。

4　外敷治疗湿疹的药物，忌用水洗，待其结痂后，痂落自愈。

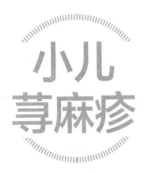

小儿荨麻疹是儿科常见的皮肤病，多由于正气相对虚弱，复感风寒、风热之邪，或平素体弱，阴血不足等。部分孩子发病前可找到致病原因或诱因，如进食蛋白质类食物，如鱼虾、蘑菇等；某些物理因素，如寒冷、炎热、日光等敏感；或有寄生虫感染、体内慢性感染灶和精神情绪变化等。一般将病期在6周以内的病症，称为急性荨麻疹，超过6周为慢性荨麻疹。

孩子出现经常突然发生皮损，先有皮肤瘙痒，随即起风团，呈鲜红色或苍白色或皮肤色；风团大小不一，形态多样，呈圆形、椭圆形、不规则形，此起彼伏，皮损可随瘙痒而增多，融合成大片；发病部位不定，可泛发全身，也可局限于某一部位，有时黏膜亦可受累；胃肠道受累者可伴有恶心、呕吐、腹痛、腹泻；全身症状可有发热，以钝器在皮肤上划痕后，局部出现与划痕一致的风团等荨麻疹症状时，家长可以给孩子做以下推拿手法：

1 点揉曲池

孩子取坐位或仰卧位，家长站在孩子的侧方，一手扶住孩子前臂，另一手点揉曲池穴（屈肘成直角，当肘弯横纹尽头处），点揉2分钟。操作时动作要和缓，指力要吸定于孩子皮肤上，力量要透达穴位的深层组织，压力均匀，动作要协调、有节律。

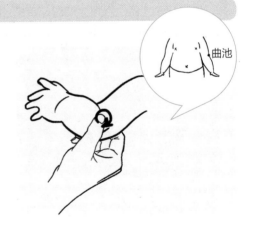

曲池

② 拿揉风池

孩子取坐位，家长站在孩子的后方，一手扶住孩子前额，另一手以拇指、食指指腹相对用力拿揉其风池穴（颈后枕骨下，胸锁乳突肌与斜方肌三角凹陷中），反复操作2分钟。操作时不可过度用力，以免引起孩子不适。

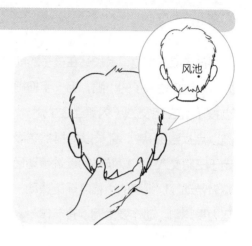

补肺经 ③

孩子取仰卧位，家长站在孩子的侧方，一手托住孩子的手掌，另一手以拇指罗纹面从其无名指指尖向其指根方向直推，称为"补肺经"，反复操作100次。注意做推法时力量要均匀，着力部位要紧贴患补肺经儿皮肤沿直线推。

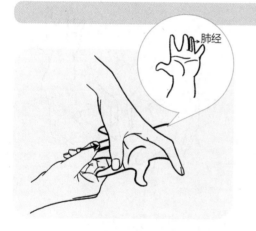

④ 揉外劳宫

孩子取仰卧位，家长站在孩子的侧方，一手托住孩子的手部，另一手以拇指指端在孩子外劳宫穴（手背第2、3掌骨之间，掌指关节后0.5寸处）上环旋揉动300次。

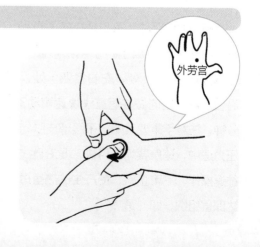

5 揉三阴交

孩子取正坐位，家长站在孩子的前方，一手托住孩子的小腿，另一手拇指点按于其三阴交穴（内踝上3寸处），施以点揉法3分钟。家长以拇指指端吸定于三阴交穴上，以肢体的近端带动远端做带动深层组织的小幅度环旋揉动，压力要均匀，动作要协调、有节律。

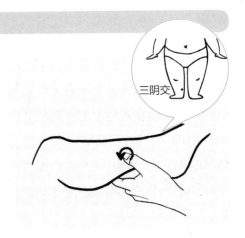

6 掐二扇门

孩子取仰卧位，家长坐在孩子身侧，用两手拇指指甲掐孩子掌背中指指根两侧凹陷处，称为"掐二扇门"（二扇门，手背第4、5掌骨小头之间，无名指与小指指蹼缘稍后取穴），反复掐揉100~300次。注意需用力适度，不可掐破孩子皮肤。

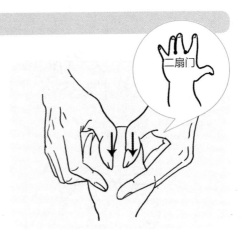

7 擦八髎

孩子取俯卧位，家长站在孩子的侧方，将一手手掌放于孩子骶部八髎穴（正对八个骶后孔处，左右各四）处，沿着八髎穴走向做往返直线快速擦动3分钟。注意手掌要紧贴孩子腰部皮肤，压力适中，速度要均匀且快，要沿直线往返操作，不可歪斜，使产生的热量透达深层组织，即"透热"。

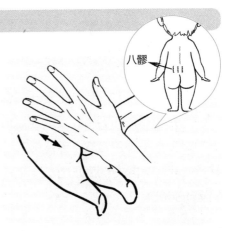

中医学认为，小儿荨麻疹可分为风热犯表、风寒束表、血虚风燥和胃肠实热四型。因此，家长需要先对孩子的荨麻疹进行辨证分型，然后再针对不同类型的小儿荨麻疹，配伍一些补充推拿手法，以便于孩子更快恢复健康。

当孩子荨麻疹症状表现为风团色红，灼热剧痒，遇热加重，发热，咽喉肿痛，舌苔薄黄，脉浮数，指纹色红紫，则为风热犯表，家长可以配伍以下推拿手法：

1 点揉尺泽

孩子取坐位或仰卧位，家长站在孩子的侧方，一手扶住患肢，另一手点揉该患肢尺泽穴（肘横纹中，肱二头肌腱桡侧凹陷中）2分钟。操作时动作要和缓，指力要吸定于孩子皮肤上，力量要透达穴位的深层组织，压力均匀，动作要协调、有节律。

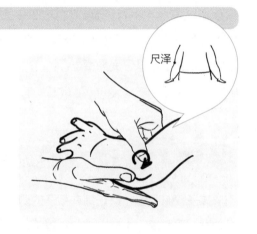

尺泽

2 按揉大椎

孩子取正坐位或俯卧位，家长站在孩子的侧方，以一手拇指置于孩子大椎穴（第7颈椎棘突下缘）上，向下按压的同时环旋揉动穴位2分钟，注意拇指需吸定于穴位上，力度以孩子能耐受为宜。

大椎

当孩子荨麻疹症状表现为风团色白，遇风寒加重，恶寒，舌淡，苔薄白，脉浮紧，指纹色红，则为风寒束表，家长可以配伍以下推拿手法：

1 揉一窝风

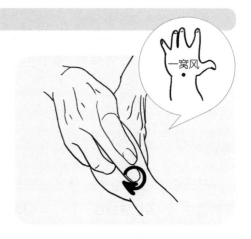

孩子取仰卧位，家长站在孩子的侧方，一手托住孩子的手部，使其掌心向下，另一手以中指或拇指指尖指腹按揉孩子一窝风（手背腕横纹中央凹陷处），揉300次。注意用力均匀，力度适中，以孩子可以忍受为度。

2 揉肺俞

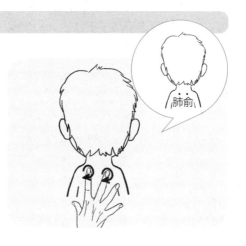

孩子取俯卧位，家长站在孩子的侧方，以一手食指、中指指端分别置于孩子两侧肺俞穴（背部第3胸椎棘突下，旁开1.5寸处）上环旋揉动，约2~3分钟。

当孩子荨麻疹症状表现为风疹反复发作，迁延日久，午后后夜间加重，心烦少寐，口干，手足心热，舌红苔少，脉细数无力，则为血虚风燥，家长可以配伍以下推拿手法：

1 揉三阴交

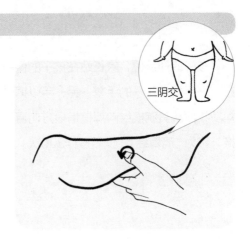

三阴交

孩子取正坐位，家长站在孩子的前方，一手托住孩子的小腿，另一手拇指点按于其三阴交穴（内踝上3寸处），施以点揉法3分钟。家长以拇指指端吸定于三阴交穴上，以肢体的近端带动远端做带动深层组织的小幅度环旋揉动，压力要均匀，动作要协调、有节律。

2 揉足三里

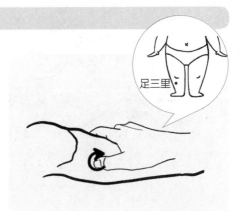

足三里

孩子取仰卧位，家长站在孩子的侧方，以一手拇指于孩子足三里穴（小腿前外侧，髌骨与髌韧带外侧凹陷下3寸，距胫骨前缘一横指）上，施以点揉法3分钟。操作时以拇指指端吸定于足三里穴上，以肢体的近端带动远端做带动深层组织的小幅度环旋揉动，压力要均匀，动作要协调、有节律。

当孩子荨麻疹症状表现为风团色红，成块成片，脘腹疼痛，恶心呕吐，便秘或泄泻，苔黄腻，脉滑数，指纹紫而滞，则为胃肠实热，家长可以配伍以下推拿手法：

清胃经

孩子取仰卧位，家长站在孩子的侧方，一手托住孩子的手掌，另一手以拇指罗纹面从其腕横纹向拇指指根方向直推，称为"清胃经"，反复操作300次。

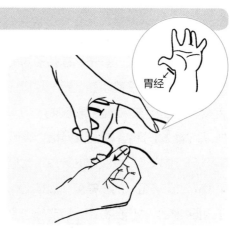

胃经

退六腑

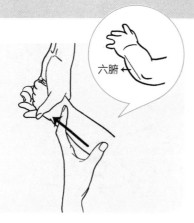

六腑

孩子取仰卧位，家长站在孩子的侧方，一手扶住孩子的前臂，另一手以拇指或食指、中指指面沿着其前臂尺侧，从肘部向腕部直推，称为"退六腑"，反复操作300次。在推动的过程中，要注意指面紧贴孩子的皮肤，压力要适中。

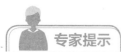

专家提示

1　荨麻疹未发作时，应注意预防和祛除病因，积极调整胃肠道功能，清除肠道寄生虫，调整内分泌，治疗慢性病灶，避免接触致敏的食物、药物、动物皮毛等。

2　患病期间，要避免强烈搔抓及热水烫洗，不要滥用刺激性外用药。

3　保持饮食清淡，忌食鱼腥海味、辛辣酒酪等食物。适当调整生活起居，适应气候寒温变化，加强体育锻炼，保持精神安怡。

4　必要时及时至医院就诊。

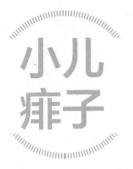

痱子是夏季或炎热环境下常见的表浅性、炎症性皮肤病，好发于颈、胸、背、腹、肘窝、腘窝等皱襞部位。

孩子出现针尖大小红色斑疹，随后出现成群红色小丘疹或小水疱。有瘙痒或烧灼感，常成批发生，天气转凉后数天内就会很快消退，消退后有轻度脱屑等症状时，家长可以给孩子做以下推拿手法：

① 清肺经

孩子取仰卧位，家长站在孩子的侧方，一手托住孩子的手掌，另一手以拇指指尖从孩子无名指指根向其指尖方向直推，称为"清肺经"，反复操作300次。注意做推法时力量要均匀，着力部位要紧贴孩子皮肤，沿直线推。

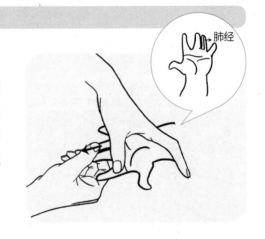

② 清天河水

孩子取仰卧位，家长站在孩子的侧方，一手扶住孩子的前臂，另一手以食指、中指罗纹面沿着其前臂正中自腕部推向肘部，称为"清天河水"，反复操作300次。注意着力部位要紧贴皮肤，压力适中，做到轻而不浮，重而不滞。应沿着直线推动。

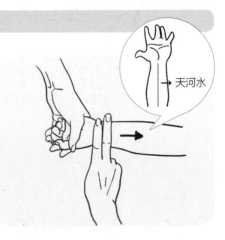

③ 按揉合谷

孩子取抱坐位或仰卧位，家长站在孩子的侧方，一手扶住孩子的前臂，另一手以拇指按揉孩子合谷穴（手背第1、2掌骨间，第2掌骨桡侧中点处）1~2分钟。操作时动作要和缓，指力要吸定于孩子皮肤上，力量要透达穴位的深层组织，压力均匀，动作要协调、有节律。

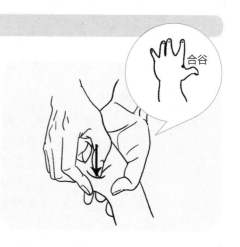

拿百虫 ④

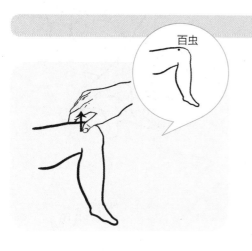

孩子取坐位或仰卧位，家长站在孩子的侧方，以拇指指腹与食指、中指指腹相对用力拿百虫穴（又称百虫窝，膝上内侧肌肉丰厚处，当髌骨内上缘2.5寸处）1~2分钟。操作时动作要和缓，指力要吸定于孩子皮肤上，力量要透达穴位的深层组织，压力均匀，动作要协调、有节律。

5 按揉膈俞

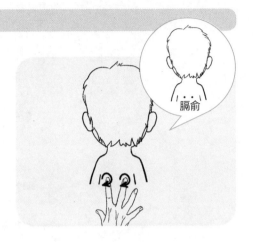

膈俞

孩子取俯卧位，家长站在孩子的侧方，以拇指按揉其膈俞（在背部，第7胸椎棘突下，旁开1.5寸）1~2分钟。操作时动作要和缓，指力要吸定于孩子皮肤上，力量要透达穴位的深层组织，压力均匀，动作要协调、有节律。

专家提示

1　保持室内通风、凉爽，以减少出汗和利于汗液蒸发。

2　保持皮肤清洁干燥，常用干毛巾擦汗或用温水勤洗澡。

3　衣着宜宽松，便于汗液蒸发，及时更换潮湿衣服。

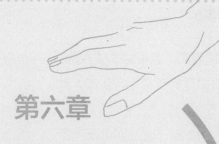

第六章

选对推拿手法，
远离宝宝疾病烦恼

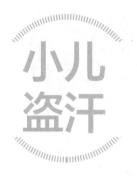

盗汗，又称"寝汗"。如果孩子睡熟后产生出汗现象，但不伴有其他症状，并且孩子的精神、饮食、面色、大小便都正常，属于生理性盗汗，是因为小孩子新陈代谢旺盛，神经系统发育还不健全，调节功能也欠完整所致，对此通常无须治疗。

孩子出现入睡以后出汗，醒后即止，症见盗汗、烦热、口干、易哭闹、舌苔少、舌质红、脉细数等盗汗症状时，家长可以给孩子做以下推拿手法：

1 揉二马

孩子取仰卧位，家长站在孩子的侧方，一手托住孩子的手掌，另一手以拇指指端揉其二马穴（小儿掌背无名指与小指掌指关节后凹陷处），揉100～300次。

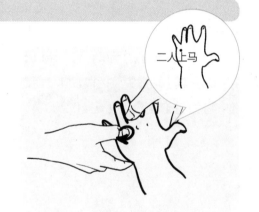

2 按揉肾顶

家长以中指或拇指指端按揉小儿小指指端，称为"揉肾顶"（肾顶，小指顶端）。反复操作100次。

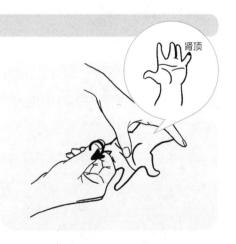

❸ 补肺经

　　孩子取仰卧位，家长站在孩子的侧方，一手托住孩子的手掌，另一手以拇指罗纹面从其无名指指尖向指根方向直推，称为"补肺经"，反复操作100次。注意做推法时力量要均匀，着力部位要紧贴孩子皮肤沿直线推。

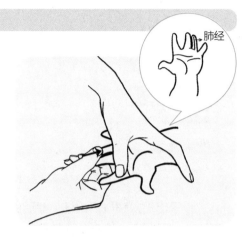

肺经

❹ 推肾经

　　孩子取仰卧位，家长站在孩子的侧方，一手托住孩子的手掌，另一手以拇指指腹从其小指指尖至指根方向往返直推，称为"推肾经"，反复操作200次。

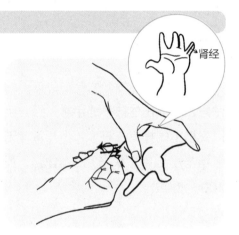

肾经

❺ 清心经

　　孩子取仰卧位，家长站在孩子的侧方，一手托住孩子手掌，另一手以拇指罗纹面从其中指指根向指尖方向直推，称为"清心经"，反复操作200次。

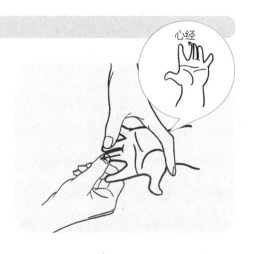

心经

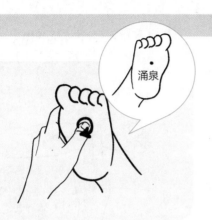

揉涌泉 6

涌泉

孩子取仰卧位，家长站在孩子的侧方，一手托住孩子足跟，另一手以拇指罗纹面揉其涌泉穴（足底部，卷足时足前部凹陷处，约当足底第2、3趾趾缝纹头与足跟连线的前1/3与后1/3交点处）50~100次。

中医学认为，小儿盗汗可分为表虚不固和气阴两虚两型。因此，家长需要先对孩子的盗汗进行辨证分型，然后再针对不同类型的小儿盗汗，配伍一些补充推拿手法，以便于孩子更快恢复健康。

当孩子盗汗症状表现为以自汗为主，伴有盗汗，神倦无力，面色少华，手足欠温，舌质淡，舌苔薄白，则为表虚不固，家长可以进行以上推拿手法。

当孩子盗汗症状表现为以盗汗为主，也伴有自汗，汗出较多，消瘦，口干，精神萎靡不振，哭声无力，手足心热，睡觉不实，舌质淡舌苔少，则为气阴两虚，家长可以配伍以下推拿手法：

1 清肝经

孩子取抱坐位或仰卧位，家长站在孩子的侧方，一手托住孩子的手掌，另一手以拇指指腹从其食指指根向指尖方向直推，称为"清肝经"，反复操作100次。

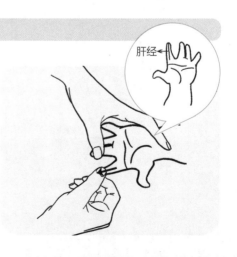

肝经

② 清天河水

孩子取仰卧位，家长站在孩子的侧方，一手扶住孩子的前臂，另一手以食指、中指罗纹面沿着其前臂正中自腕部推向肘部，称为"清天河水"，反复操作100次。注意着力部位要紧贴皮肤，压力适中，做到轻而不浮，重而不滞。应沿着直线推动。

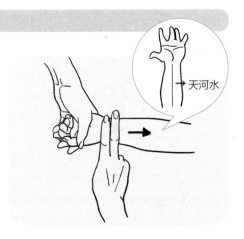

天河水

 专家提示

1 调整饮食，控制孩子摄入荤食、甜食，多让孩子吃些蔬菜、水果，不能滥用补品，多喝水，饮食宜清淡。

2 应保持皮肤干爽，注意给多汗的孩子勤换衣被，随时用软棉布擦身，以保持皮肤干燥。

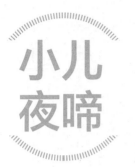
小儿夜啼

夜啼主要见于婴幼儿，是指婴儿每至夜间，间歇性地高声啼哭，甚至通宵达旦，而白天如正常小儿一样的一种病症，俗称"夜哭郎"，多见于未满月的出生婴儿，或半岁以内的乳婴儿。属于西医学中睡眠障碍的一种表现。

孩子出现日间如常，夜间啼哭，可为间歇，或持续不已，甚至通宵达旦，或定时啼哭等夜啼症状时，家长可以给孩子做以下推拿手法：

① 揉外劳宫

孩子取仰卧位，家长站在孩子的侧方，一手托住孩子的手部，另一手以拇指指端在孩子外劳宫穴（手背第2、3掌骨之间，掌指关节后0.5寸处）上环旋揉动300次。

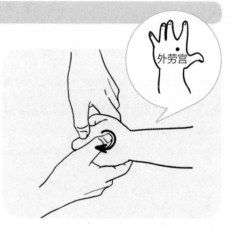

② 清胃经

孩子取仰卧位，家长站在孩子的侧方，一手扶住孩子的手掌，另一手以拇指指腹从其腕横纹向拇指指根方向直推，称为"清胃经"，反复操作300次。

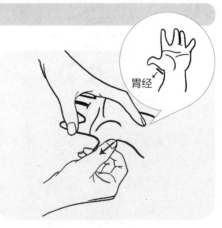

③ 清肝经

孩子取抱坐位或仰卧位，家长站在孩子的侧方，一手托住孩子的手掌，另一手以拇指指腹从其食指指根向指尖方向直推，称为"清肝经"，反复操作100次。

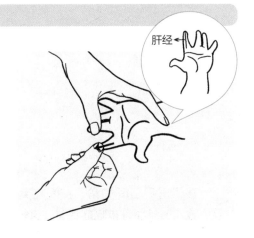

肝经

④ 补脾经

孩子取仰卧位，家长站在孩子的侧方，一手托住孩子的手掌，另一手以拇指罗纹面在其拇指指端罗纹面上做顺时针方向的旋转推动，也可以将孩子拇指屈曲，家长以拇指罗纹面循其拇指外侧缘从指尖向指根直推，统称为"补脾经"，反复操作100次。

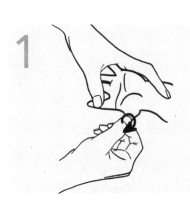

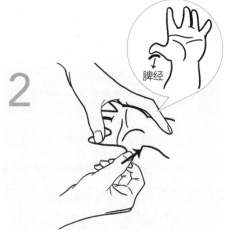

脾经

⑤ 清天河水

孩子取仰卧位，家长站在孩子的侧方，一手扶住孩子的前臂，另一手以食指、中指罗纹面沿着其前臂正中自腕部推向肘部，称为"清天河水"，反复操作100次。注意着力部位要紧贴皮肤，压力适中，做到轻而不浮，重而不滞。应沿着直线推动。

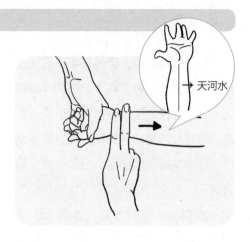

天河水

⑥ 摩腹

孩子取仰卧位，家长站在孩子的侧方，将手掌轻放于孩子腹部，沉肩垂肘，以前臂带动手腕，依次按照右下腹、右上腹、左上腹、左下腹的顺序做环形而有节律的抚摩约5分钟。用力宜轻不宜重，速度宜缓不宜急。在摩腹之前可以在孩子腹部涂上适量滑石粉，以免摩腹过程中损伤孩子皮肤。

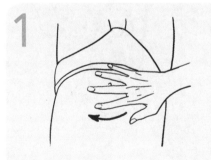

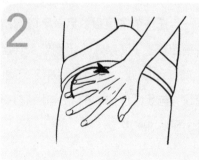

7 捏脊

孩子取俯卧位，家长双手食指抵于孩子背脊之上，再以两手拇指伸向食指前方，合力挟住孩子背脊部的肌肉，捏起，采用食指向前、拇指后退之翻卷动作，两手交替向前移动。自长强穴（尾骨端下，当尾骨端与肛门连线中点处）起一直捏到大椎穴（后正中线上，第7颈椎棘突下凹陷中）为1次。如此反复操作5~6次。注意要沿直线捏，所捏皮肤的厚、薄、松、紧应适宜，捏拿速度要适中，动作轻快、柔和，避免肌肤从手指尖滑脱。

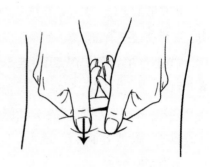

8 揉涌泉

孩子取仰卧位，家长站在孩子的侧方，一手托住孩子足跟，另一手以拇指指端指腹揉孩子涌泉穴（足底部，卷足时足前部凹陷处，约当足底第2、3趾趾缝纹头与足跟连线的前1/3与后1/3交点处）50~100次。

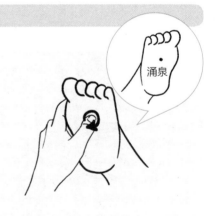

涌泉

中医学认为，小儿夜啼可分为脾气虚弱、心火热盛和心胆气虚（惊吓）三型。因此，家长需要先对孩子的夜啼进行辨证分型，然后再针对不同类型的小儿夜啼，配伍一些补充推拿手法，以便于孩子更快恢复健康。

当孩子夜啼症状表现为哭声无力，曲腰而啼，睡喜俯卧，面色青白，神疲懒言，反应迟钝，口中气冷，四肢厥冷，不思乳食，大便溏薄或干，唇舌淡白，指纹淡红，则为脾气虚弱，家长可以配伍以下推拿手法：

补脾经

孩子取仰卧位，家长站在孩子的侧方，一手托住孩子的手掌，另一手以拇指罗纹面在其拇指指端罗纹面上做顺时针方向的旋转推动，也可以将孩子拇指屈曲，家长以拇指罗纹面循其拇指外侧缘从指尖向指根直推，统称为"补脾经"，反复操作100次。

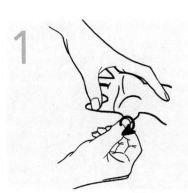
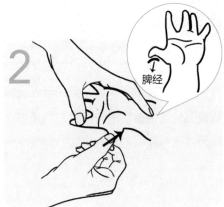

当孩子夜啼症状表现为穿衣太厚，过于温暖，邪热攻心，哭声高亢，面红心烦，见灯光啼甚，口中气热，身腹俱暖，眼屎过多，大便干，小便黄，舌尖红苔黄，指纹色红，则为心火热盛；当孩子夜啼症状表现为日受惊吓，夜间阵发性啼哭，时现恐惧状，惊叫不安，面色晦暗，表情呆钝，遇声即惊，不欲见人，指纹色青，则为心胆气虚（惊吓），家长可以配伍以下推拿手法：

1 揉小天心

孩子取仰卧位，家长站在孩子的侧
方，一手托住孩子的手掌，使其掌心向
上，另一手以拇指罗纹面在其手掌大
小鱼际交界的凹陷处按揉，为"揉小
天心"，反复操作300次。注意用力均
匀，力度适中，以孩子可以忍受为度。

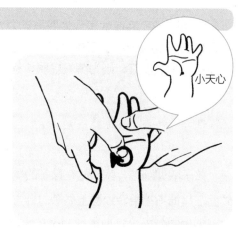

2 清心经

孩子取仰卧位，家长站在孩子的侧
方，一手托住孩子手掌，另一手以拇指
罗纹面从其中指指根向指尖方向直推，
称为"清心经"，反复操作200次。

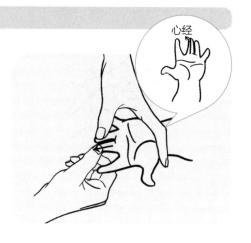

 专家提示

1 保持室内安静，衣着不要过暖。
2 喂食不可过饱，乳母勿食辛辣之物。
3 必要时及时至医院就诊。

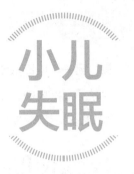

小儿失眠属于中医学"心悸""夜啼"的范畴。精神紧张、兴奋、抑郁、恐惧、焦虑等精神因素常会引起儿童失眠。小儿体质有"三有余"（心、肝、阳有余）和"四不足"（脾、肺、肾阴不足）。"三有余"是发病的主要因素。

孩子出现失眠，心神不宁，多动不安，性情偏拗，可伴有易兴奋，喂食困难，注意力不集中，性情偏拗，动作笨拙，健忘遗尿等失眠症状时，家长可以给孩子做以下推拿手法：

1 按揉百会

孩子取仰卧位或坐位，家长坐于孩子头前，用拇指指端按揉百会穴（头顶正中线与两耳尖连线的交点处），反复揉2分钟。揉动时压力要均匀，动作要协调、有节律。

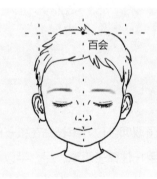

2 揉太阳

孩子取仰卧位，家长坐于孩子头前，将两拇指指腹紧贴于孩子头部两侧太阳穴（在眉眼后凹陷中）处做环旋揉动，其余四指轻扶于孩子脑后，称为"揉太阳"，反复揉2分钟。揉动时压力要均匀，动作要协调、有节律。

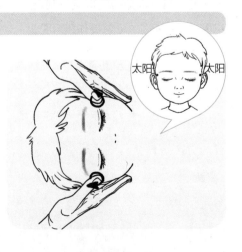

❸ 补脾经

孩子取仰卧位，家长站在孩子的侧方，一手托住孩子的手掌，另一手以拇指罗纹面在其拇指指端罗纹面上做顺时针方向的旋转推动，也可以将孩子拇指屈曲，家长以拇指罗纹面循其拇指外侧缘从指尖向指根直推，统称为"补脾经"，反复操作100次。

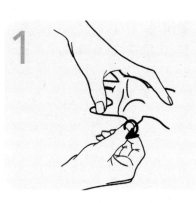

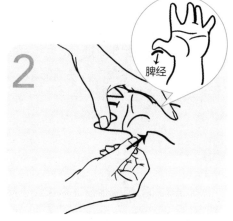

❹ 清心经

孩子取仰卧位，家长站在孩子的侧方，一手托住孩子手掌，另一手以拇指罗纹面从其中指指根向指尖方向直推，称为"清心经"，反复操作200次。

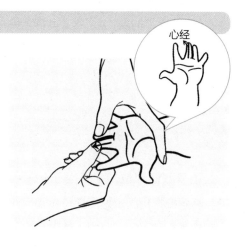

5 清肝经

孩子取抱坐位或仰卧位，家长站在孩子的侧方，一手托住孩子的手掌，另一手以拇指指腹从其食指指根向指尖方向直推，称为"清肝经"，反复操作100次。

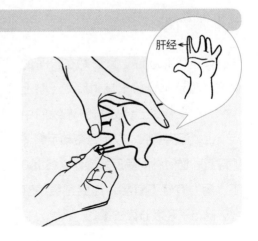

肝经

中医学认为，小儿失眠可分为肝郁化火、心脾两虚、胃气不和、心火炽盛和阴虚火旺五型。因此，家长需要先对孩子的失眠进行辨证分型，然后再针对不同类型的小儿失眠，配伍一些补充推拿手法，以便于孩子更快恢复健康。

当孩子失眠症状表现为伴有性情急躁易怒，不易入睡和入睡后多梦易醒，胸胁胀满，善太息，口苦目赤，不思饮食，口渴喜饮，小便秘结，舌质红，苔黄，脉弦数，则为肝郁化火，家长可以进行以上推拿手法。

当孩子失眠症状表现为难以入睡，或寐中多梦易醒，醒后不易再寐，或兼心悸，健忘，神疲，食欲减退，面色萎黄，口淡无味，食后腹胀，便溏，舌质淡胖，苔薄白，脉细弱，则为心脾两虚，家长可以配伍以下推拿手法：

1 揉中脘

孩子取仰卧位，家长站在孩子的侧方，将手掌轻放于其中脘穴（脐上4寸，位于胸剑结合处与脐连线的中点）上，沉肩垂肘，以前臂带动手腕，顺时针、逆时针间隔反复操作，各100下。用力宜轻不宜重，速度宜缓不宜急，随孩子呼吸节律按揉。

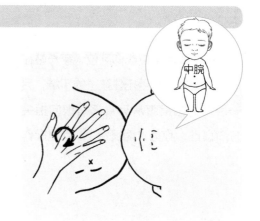

2 揉足三里

孩子取仰卧位，家长站在孩子的侧方，以一手拇指于孩子足三里穴（小腿前外侧，髌骨与髌韧带外侧凹陷下3寸，距胫骨前缘一横指）上，施以点揉法3分钟。操作时，以拇指指端吸定于足三里穴上，以肢体的近端带动远端做带动深层组织的小幅度环旋揉动，压力要均匀，动作要协调、有节律。

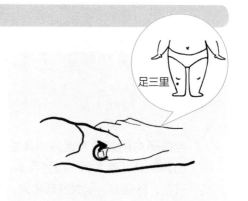

当孩子失眠症状表现为伴有脘腹痞满，嗳腐吞酸，大便异臭，或腹痛，便秘，食欲减退，舌苔垢浊或厚腻，脉弦或滑数，则为胃气不和，家长可以配伍以下推拿手法：

1 清大肠

孩子取抱坐位或仰卧位，家长站在孩子的侧方，一手扶住孩子的手掌，另一手以拇指罗纹面在其食指外侧缘，自虎口向食指指尖直推100次。

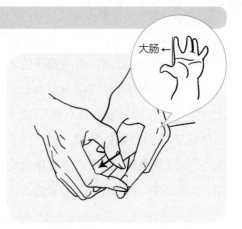

2 揉板门

孩子取仰卧位，家长站在孩子的侧方，一手托住孩子的手掌，另一手以拇指罗纹面在其手掌大鱼际处环旋按揉，为"揉板门"，反复操作300次。

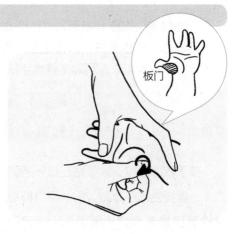

当孩子失眠症状表现为心烦失眠，五心烦热，口舌生疮，口干腰酸，舌红，脉细数，则为心火炽盛，家长可以配伍以下推拿手法：

揉小天心

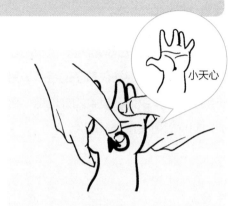

孩子取仰卧位，家长站在孩子的侧方，一手托住孩子的手掌，使其掌心向上，另一手以拇指罗纹面在其手掌大小鱼际交界的凹陷处按揉，为"揉小天心"，反复操作300次。注意用力均匀，力度适中，以孩子可以忍受为度。

当孩子失眠症状表现为失眠心烦，兼见手足心热，盗汗，口干，咽燥，耳鸣健忘，心悸不安，口舌生疮，舌尖红赤，少苔或无苔，脉细数，则为阴虚火旺，家长可以配伍以下推拿手法：

1 揉涌泉

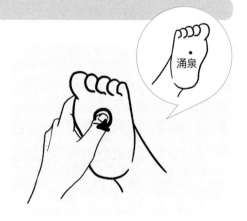

孩子取仰卧位，家长站在孩子的侧方，一手托住孩子足跟，另一手以拇指罗纹面揉其涌泉穴（足底部，卷足时足前部凹陷处，约当足底第2、3趾趾缝纹头与足跟连线的前1/3与后1/3交点处）50~100次。

2 揉三阴交

孩子取正坐位，家长站在孩子的前方，一手托住孩子的小腿，另一手拇指点按于其三阴交穴（内踝上3寸处），施以点揉法3分钟。家长以拇指指端吸定于三阴交穴上，以肢体的近端带动远端做带动深层组织的小幅度环旋揉动，压力要均匀，动作要协调、有节律。

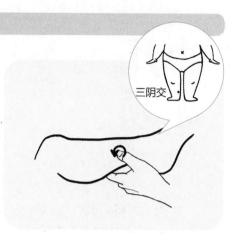

三阴交

专家提示

1 孩子的午睡时间不宜过长，一般以2小时左右为宜。
2 晚饭及临睡前不要让孩子吃得太饱。在睡前半小时内安静下来，放松心情，有助于孩子入睡，并保持室内空气流通。
3 采用一些有助睡眠的方法，如用热水洗脸、泡脚等，做一些睡觉前的准备，给孩子讲轻松愉快的故事或听轻松的音乐。

小儿尿频

尿频是小儿的常见症状之一，多因情绪紧张，膀胱蕴热，肝气郁滞，先天不足或平素肺脾气虚体弱而引起。西医学分为病理性和生理性两类。

孩子出现小便频数，时有便意，每次尿量不多，总尿量正常等尿频症状时，家长可以给孩子做以下推拿手法：

1 补脾经

孩子取仰卧位，家长站在孩子的侧方，一手托住孩子的手掌，另一手以拇指罗纹面在其拇指指端罗纹面上做顺时针方向的旋转推动，也可以将孩子拇指屈曲，家长以拇指罗纹面循其拇指外侧缘从指尖向指根直推，统称为"补脾经"，反复操作100次。

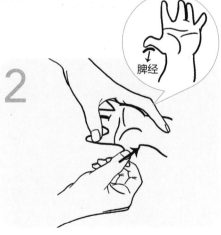

脾经

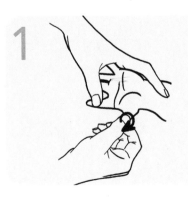

② 清心经

孩子取仰卧位，家长站在孩子的侧方，一手托住孩子手掌，另一手以拇指罗纹面从其中指指根向指尖方向直推，称为"清心经"，反复操作200次。

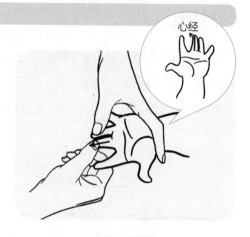

清小肠 ③

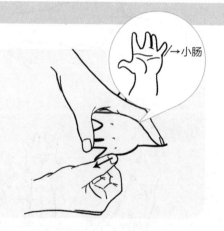

孩子取仰卧位，家长站在孩子的侧方，一手扶住孩子的手掌，另一手以拇指罗纹面沿着其小指尺侧缘自指根向指尖直推，为"清小肠"，操作300次。

④ 推肾经

孩子取仰卧位，家长站在孩子的侧方，一手扶住孩子的前臂，另一手以拇指指腹从孩子小指指尖至其指根方向往返直推，称为"推肾经"，反复操作300次。

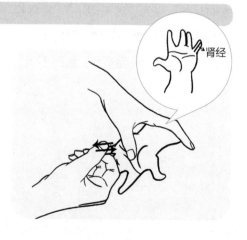

⑤ 分阴阳

孩子取仰卧位，家长坐于孩子侧方，以两手拇指按于孩子掌根之间，中指托住其手背，无名指在下，小指在上，夹持固定其四指，用两手拇指指端由孩子手腕部总筋向两侧分推100～200次。注意分推时压力不要过大，以孩子能忍受为度。

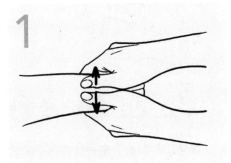
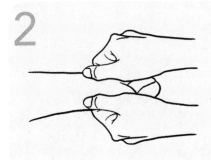

⑥ 清天河水

孩子取仰卧位，家长站在孩子的侧方，一手扶住孩子的前臂，另一手以食指、中指罗纹面沿着其前臂正中自腕部推向肘部，称为"清天河水"，反复操作100次。注意着力部位要紧贴皮肤，压力适中，做到轻而不浮，重而不滞。

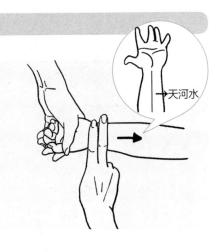

天河水

7　退六腑

孩子取仰卧位，家长站在孩子的侧方，一手扶住孩子的前臂，另一手以拇指或食指、中指指面沿着其前臂尺侧，从肘部向腕部直推，称为"退六腑"，反复操作200次。在推动的过程中，要注意指面紧贴孩子的皮肤，压力要适中。

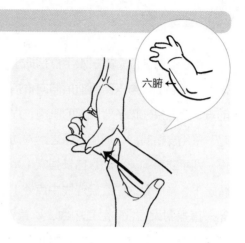

六腑

8　摩腹

孩子取仰卧位，家长站在孩子的侧方，将手掌轻放于孩子腹部，沉肩垂肘，以前臂带动手腕，依次按照右下腹、右上腹、左上腹、左下腹的顺序做环形而有节律的抚摩约5分钟。用力宜轻不宜重，速度宜缓不宜急。在摩腹之前可以在孩子腹部涂上适量滑石粉，以免摩腹过程中损伤孩子皮肤。

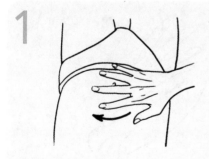

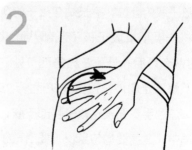

⑨ 捏脊

孩子取俯卧位，家长双手食指抵于孩子背脊之上，再以两手拇指伸向食指前方，合力挟住孩子背脊部的肌肉，捏起，采用食指向前、拇指后退之翻卷动作，两手交替向前移动。自长强穴（尾骨端下，当尾骨端与肛门连线中点处）起一直捏到大椎穴（后正中线上，第7颈椎棘突下凹陷中）为1次。如此反复操作5~6次。注意要沿直线捏，所捏皮肤的厚、薄、松、紧应适宜，捏拿速度要适中，动作轻快、柔和，避免肌肤从手指尖滑脱。

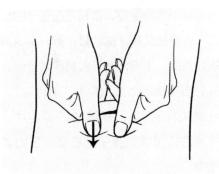

⑩ 擦八髎

孩子取俯卧位，家长站在孩子的侧方，将一手手掌放于孩子骶部八髎穴（正对八个骶后孔处，左右各四）处，沿着八髎穴走向做往返直线快速擦动3分钟。注意手掌要紧贴孩子腰部皮肤，压力适中，速度要均匀且快，要沿直线往返操作，不可歪斜，使产生的热量透达深层组织，即"透热"。

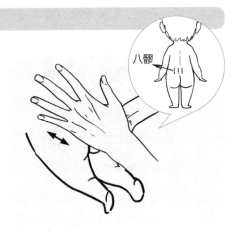

八髎

11　揉足三里

孩子取仰卧位，家长站在孩子的侧方，以一手拇指于孩子足三里穴（小腿前外侧，髌骨与髌韧带外侧凹陷下3寸，距胫骨前缘一横指）上，施以点揉法3分钟。操作时以拇指指端吸定于足三里穴上，以肢体的近端带动远端做带动深层组织的小幅度环旋揉动，压力要均匀，动作要协调、有节律。

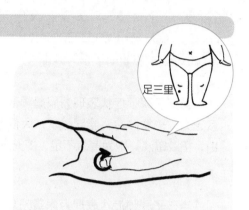

足三里

12　揉三阴交

孩子取正坐位，家长站在孩子的前方，一手托住孩子小腿，另一手拇指点按于其三阴交穴（内踝上3寸处），施以点揉法3分钟。家长以拇指指端吸定于三阴交穴上，以肢体的近端带动远端做带动深层组织的小幅度环旋揉动，压力要均匀，动作要协调、有节律。

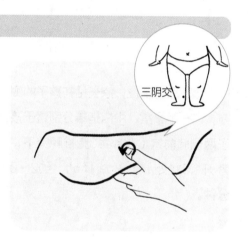

三阴交

13　揉涌泉

孩子取仰卧位，家长站在孩子的侧方，一手托住孩子足跟，另一手以拇指罗纹面揉其涌泉穴（足底部，卷足时足前部凹陷处，约当足底第2、3趾趾缝纹头与足跟连线的前1/3与后1/3交点处）50～100次。

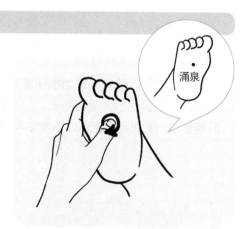

涌泉

中医学认为，小儿尿频可分为肾气不足、下元虚冷，脾肺气虚和肝经郁热三型。因此，家长需要先对孩子的尿频进行辨证分型，然后再针对不同类型的小儿尿频，配伍一些补充推拿手法，以便于孩子更快恢复健康。

当孩子尿频症状表现为尿量频数，面色白，反应迟钝，智力不发达，神疲乏力，形寒肢冷，腰腿酸软，大便溏薄，小便清长，头晕耳鸣，舌质淡苔白，指纹暗淡，则为肾气不足、下元虚冷，家长可以进行以上推拿手法。

当孩子尿频症状表现为尿量频数，小便无力，少气懒言，面色少华，形体消瘦，食欲不振，大便溏薄，舌淡红，苔薄白，指纹淡红，则为脾肺气虚，家长可以配伍以下推拿手法：

揉肺俞

孩子取俯卧位，家长站在孩子的侧方，以一手食指、中指指端分别置于孩子两侧肺俞穴（背部第3胸椎棘突下，旁开1.5寸处）上环旋揉动，约2~3分钟。

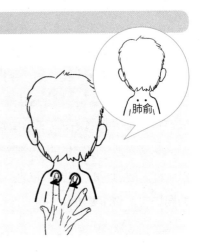

当孩子尿频症状表现为小便黄赤而频数短涩，尿味腥臭，性情急躁，烦躁易怒，手足心热，面红唇赤，口渴喜冷饮，舌红，苔黄，指纹色红，则为肝经郁热，家长可以配伍以下推拿手法：

清肝经

孩子取抱坐位或仰卧位，家长站在孩子的侧方，一手托住孩子的手掌，另一手以拇指指腹从其食指指根向指尖方向直推，称为"清肝经"，反复操作100次。

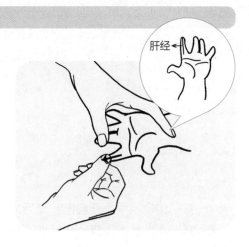

肝经

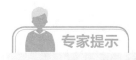

专家提示

1 帮助孩子缓解紧张情绪，加强锻炼，多晒太阳，增强孩子体质。
2 经常晒洗孩子内衣裤，保持清洁。
3 必要时及时至医院就诊。

小儿遗尿

遗尿是指5岁以上的小儿在睡眠中不知不觉地将小便尿在床上的病症，又称为"尿床"。一般可分为器质性遗尿和功能性遗尿两类，后者占绝大多数，前者以脊柱裂导致的遗尿最为常见。

孩子出现寐中小便自出，醒后方觉，睡眠较深，不易唤醒，每夜或隔几天尿床一次，甚则每夜尿床数次等遗尿症状时，家长可以给孩子做以下推拿手法：

① 补脾经

孩子取仰卧位，家长站在孩子的侧方，一手托住孩子的手掌，另一手以拇指罗纹面在其拇指指端罗纹面上做顺时针方向的旋转推动，也可以将孩子拇指屈曲，家长以拇指罗纹面循其拇指外侧缘从指尖向指根直推，统称为"补脾经"，反复操作100次。

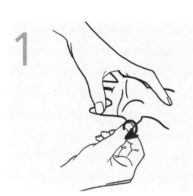

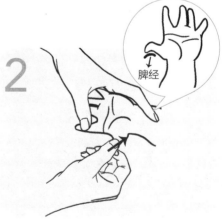

脾经

② 推肾经

孩子取仰卧位，家长站在孩子的侧方，一手托住孩子的手掌，另一手以拇指指腹从其小指指尖至其指根方向往返直推，称为"推肾经"，反复操作200次。

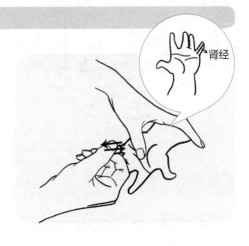

③ 推三关

孩子取仰卧位，家长站在孩子的侧方，一手扶住孩子的前臂，另一手以拇指外侧面或食指、中指指面沿着孩子前臂桡侧，从其腕部向肘部直推，称为"推三关"，反复操作200次。在推动的过程中，要注意指面紧贴孩子的皮肤，压力要适中。

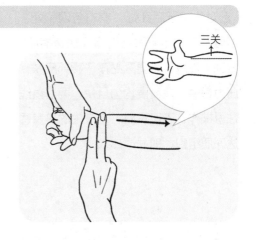

④ 摩腹

孩子取仰卧位，家长站在孩子的侧方，将手掌轻放于孩子腹部，沉肩垂肘，以前臂带动手腕，依次按照右下腹、右上腹、左上腹、左下腹的顺序做环形而有节律的抚摩约5分钟。用力宜轻不宜重，速度宜缓不宜急。在摩腹之前可以在孩子腹部涂上适量滑石粉，以免摩腹过程中损伤孩子皮肤。

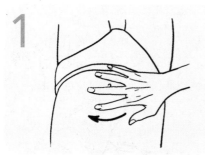

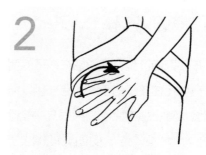

⑤ 擦八髎

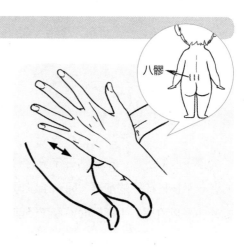

八髎

孩子取俯卧位，家长站在孩子的侧方，将一手手掌放于孩子骶部八髎穴（正对八个骶后孔处，左右各四）处，沿着八髎穴走向做往返直线快速擦动3分钟。注意手掌要紧贴孩子腰部皮肤，压力适中，速度要均匀且快，要沿直线往返操作，不可歪斜，使产生的热量透达深层组织，即"透热"。

⑥ 揉三阴交

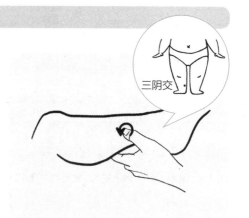

三阴交

孩子取正坐位，家长站在孩子的前方，一手托住孩子小腿，另一手拇指点按于其三阴交穴（内踝上3寸处），施以点揉法3分钟。家长以拇指指端吸定于三阴交穴上，以肢体的近端带动远端做带动深层组织的小幅度环旋揉动，压力要均匀，动作要协调、有节律。

7 揉涌泉

　　孩子取仰卧位，家长站在孩子的侧方，一手托住孩子足跟，另一手以拇指罗纹面揉其涌泉穴（足底部，卷足时足前部凹陷处，约当足底第2、3趾趾缝纹头与足跟连线的前1/3与后1/3交点处）50~100次。

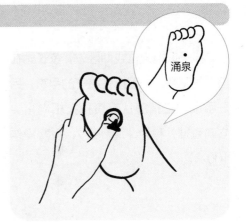

涌泉

　　中医学认为，小儿遗尿可分为肾气不足、肺脾气虚和肝经湿热三型。因此，家长需要先对孩子的遗尿进行辨证分型，然后再针对不同类型的小儿遗尿，配伍一些补充推拿手法，以便于孩子更快恢复健康。

　　当孩子遗尿症状表现为睡中经常遗尿，有时一夜数次，醒后方觉，面色少华，头发稀疏，智力欠佳，精神萎靡，反应迟钝，大便溏薄，小便清长，舌暗淡，苔薄，指纹沉而暗红，则为肾气不足，家长可以进行以上推拿手法。

　　当孩子遗尿症状表现为尿频而量不多，经常小便自遗，神疲乏力，少气懒言，身体消瘦，纳呆食少，大便无力而溏，自汗，舌淡或胖大，苔薄白，指纹淡红，则为肺脾气虚，家长可以进行以上推拿手法。

　　当孩子遗尿症状表现为遗尿但尿量不多，尿味腥臊，尿色黄短赤，性情急躁易怒，或夜间梦语磨牙，口角糜烂，唇红面赤，舌红，苔黄腻，指纹色红，则为肝经湿热，家长可以配伍以下推拿手法：

清肝经

孩子取抱坐位或仰卧位，家长站在孩子的侧方，一手托住孩子的手掌，另一手以拇指指腹从其食指指根向指尖方向直推，称为"清肝经"，反复操作100次。

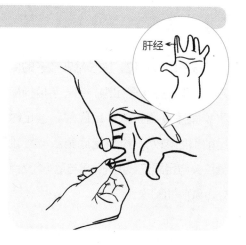

肝经

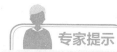专家提示

1 夜间家长应定时叫醒孩子，让其排尿。

2 治疗期间还可服用蜂王浆辅助治疗，配合针灸治疗可加强疗效。

3 必要时应及时至医院就诊。

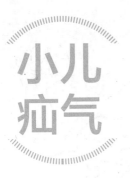

疝气是以腹痛、卵丸肿大为特征的小儿常见病症，又名"气疝"或"小肠气"，西医学称之为"小儿腹股沟疝"，可在出生后数天、数月或数年后发生，男性患儿多于女性，早产儿尤为多见。

孩子出现在进行哭闹、剧烈运动或大便努争等使腹压增大的行为时，腹股沟处出现一突起块状肿物，有时可以延伸至阴囊或阴唇部位，每当平躺或用手按压时可自行消失，重者疝块发生嵌顿而无法回纳，出现腹痛、厌食、恶心、呕吐、发烧、哭闹、烦躁不安等症状时，家长可以给孩子做以下推拿手法：

① 补脾经

孩子取仰卧位，家长站在孩子的侧方，一手托住孩子的手掌，另一手以拇指罗纹面在其拇指指端罗纹面上做顺时针方向的旋转推动，也可以将孩子拇指屈曲，家长以拇指罗纹面循其拇指外侧缘从指尖向指根直推，统称为"补脾经"，反复操作100次。

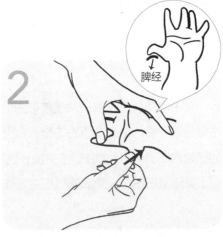

脾经

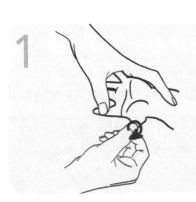

2 清肝经

孩子取抱坐位或仰卧位，家长站在孩子的侧方，一手托住孩子的手掌，另一手以拇指指腹从其食指指根向指尖方向直推，称为"清肝经"，反复操作100次。

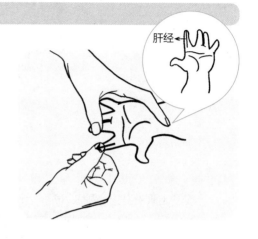

3 拿肩井

孩子取正坐位，家长站于孩子后方，将双手分别置于双侧肩井穴（在大椎与肩峰连线之中点，肩部筋肉处），以拇指和其余四指指腹的对合夹力提拿，以孩子耐受为度，反复10~20遍。拿时注意前臂放松，手掌空虚，提拿的方向要与肌腹垂直。

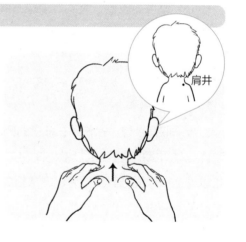

4 摩腹

孩子取仰卧位，家长站在孩子的侧方，将手掌轻放于孩子腹部，沉肩垂肘，以前臂带动手腕，依次按照右下腹、右上腹、左上腹、左下腹的顺序做环形而有节律的抚摩约5分钟。用力宜轻不宜重，速度宜缓不宜急。在摩腹之前可以在孩子腹部涂上适量滑石粉，以免摩腹过程中损伤孩子皮肤。

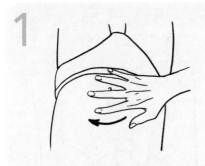

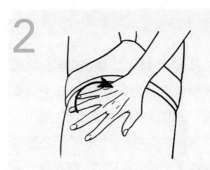

⑤ 揉足三里

孩子取仰卧位，家长站在孩子的侧方，以一手拇指于孩子足三里穴（小腿前外侧，髌骨与髌韧带外侧凹陷下3寸，距胫骨前缘一横指）上，施以点揉法5分钟。操作时，以拇指指端吸定于足三里穴上，以肢体的近端带动远端做带动深层组织的小幅度环旋揉动，压力要均匀，动作要协调、有节律。

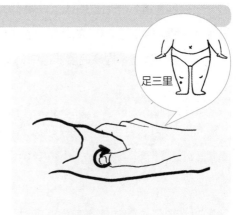

⑥ 揉三阴交

孩子取正坐位，家长站在孩子的前方，一手托住孩子的小腿，另一手拇指点按于其三阴交穴（内踝上3寸处），施以点揉法3分钟。家长以拇指指端吸定于三阴交穴上，以肢体的近端带动远端做带动深层组织的小幅度环旋揉动，压力要均匀，动作要协调、有节律。

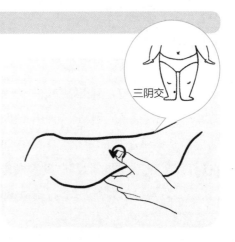

⑦ 捏脊

孩子取俯卧位，家长双手食指抵于
孩子背脊之上，再以两手拇指伸向食指
前方，合力挟住孩子背脊部的肌肉，捏
起，采用食指向前、拇指后退之翻卷动
作，两手交替向前移动。自长强穴（尾
骨端下，当尾骨端与肛门连线中点处）
起一直捏到大椎穴（后正中线上，第7颈
椎棘突下凹陷中）为1次。如此反复操作5~6次。注意要沿直线捏，所捏皮肤的厚、
薄、松、紧应适宜，捏拿速度要适中，动作轻快、柔和，避免肌肤从手指尖滑脱。

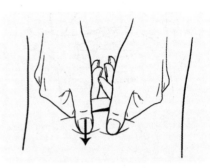

中医学认为，小儿疝气可分为脾肾亏虚、肝郁气滞、寒湿凝滞和湿热蕴
结四型。因此，家长需要先对孩子的疝气进行辨证分型，然后再针对不同类
型的小儿疝气，配伍一些补充推拿手法，以便于孩子更快恢复健康。

当孩子疝气症状表现为丸卵肿大、散坠、欠温，面色白，或萎黄，气短
懒言，动则喘而汗出，食欲减退，大便稀溏，舌淡、苔白，指纹沉而色淡，
则为脾肾亏虚，家长可以配伍以下推拿手法：

① 推肾经

孩子取仰卧位，家长站在孩子的侧
方，一手托住孩子的手掌，另一手以拇
指指腹从孩子小指指尖至其指根方向
往返直推，称为"推肾经"，反复操作
200次。注意推时力量要均匀，着力部
位要紧贴孩子皮肤，沿直线推。

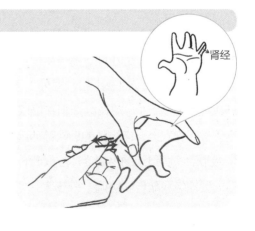

肾经

2 补大肠

孩子取仰卧位，家长站在孩子的侧方，一手托住孩子的手掌，另一手以拇指罗纹面在其食指外侧缘，自指尖到虎口成一直线进行直推，称为"补大肠"，操作补大肠200次。

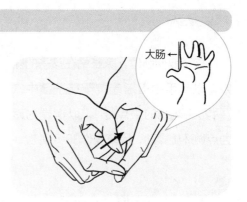

3 揉涌泉

孩子取仰卧位，家长站在孩子的侧方，一手托住孩子足跟，另一手以拇指罗纹面揉其涌泉穴（足底部，卷足时足前部凹陷处，约当足底第2、3趾趾缝纹头与足跟连线的前1/3与后1/3交点处）50～100次。

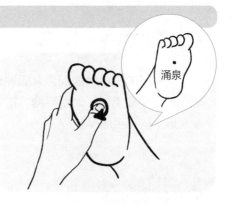

当孩子疝气症状表现为丸卵胀大，疼痛拒按，按则痛甚，手足躁动，不得安卧，易怒善哭，舌质偏红或暗，指纹色红或紫，则为肝郁气滞，家长可以配伍以下推拿手法：

1 推四横纹

孩子取仰卧位，家长站在孩子的侧方，一手握住孩子的手掌，使其四指伸直并拢，掌心向上，另一手四指并拢从其食指横纹处推向小指横纹处（儿童食指、中指、无名指、小指掌侧第1指间关节横纹处，称为四横纹），称为"推四横纹"，操作100次。

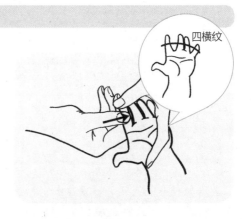

❷ 揉膻中

孩子取仰卧位，家长站在孩子的侧方，以一手中指指端按于孩子膻中穴（两乳头连线的中点处），以指端为着力点做环旋揉动，反复操作30~50次。

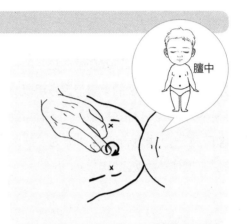
膻中

当孩子疝气症状表现为丸卵肿硬，局部不温，疼痛拒按，喜暖恶寒，得温则舒，小便清长，大便稀溏，指纹沉滞色青紫，则为寒湿凝滞，家长可以配伍以下推拿手法：

❶ 揉外劳宫

孩子取仰卧位，家长站在孩子的侧方，一手托住孩子的手部，另一手以拇指指端在孩子外劳宫穴（手背第2、3掌骨之间，掌指关节后0.5寸处）上环旋揉动300次。

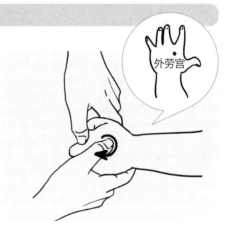
外劳宫

② 清小肠

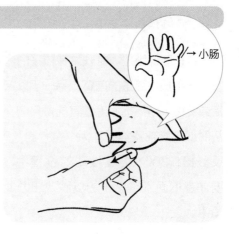

孩子取仰卧位，家长站在孩子的侧方，一手扶住孩子的手掌，另一手以拇指罗纹面沿着其小指尺侧缘自指根向指尖直推，为"清小肠"，操作300次。

当孩子疝气症状表现为丸卵红肿坠胀，局部湿热，少腹胀满坠痛，口中黏腻不渴，小便短赤，大便臭秽，舌红苔厚腻，指纹色红，则为湿热蕴结，家长可以配伍以下推拿手法：

① 揉板门

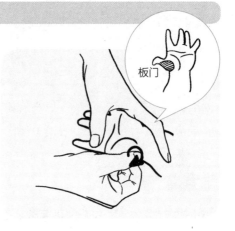

孩子取仰卧位，家长站在孩子的侧方，一手托住孩子的手掌，另一手以拇指罗纹面在其手掌大鱼际处环旋按揉，为"揉板门"，反复操作300次。

② 退六腑

孩子取仰卧位，家长站在孩子的侧方，一手扶住孩子的前臂，另一手以拇指或食指、中指指面沿着其前臂尺侧，从肘部向腕部直推，称为"退六腑"，反复操作300次。在推动的过程中，要注意指面紧贴孩子的皮肤，压力要适中。

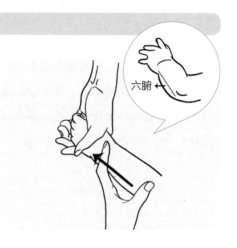

③ 清小肠

孩子取仰卧位，家长站在孩子的侧方，一手扶住孩子的手掌，另一手以拇指罗纹面沿着其小指尺侧缘自指根向指尖直推，为"清小肠"，操作300次。

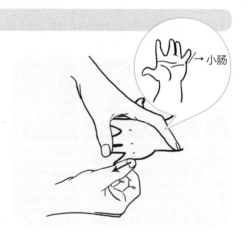

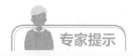

对于嵌顿疝患儿，应及时去医院就诊，以防引起肠管缺血坏死等严重并发症。

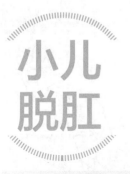

小儿
脱肛

脱肛是指小儿肛门部直肠脱出的病症。若不及时治疗，迁延日久，则肛门愈加松弛，脱而不收，较为难治。西医学称之为"直肠脱垂"。

中医学认为，小儿脱肛可分为气虚脱肛和湿热脱肛两型。

当孩子脱肛症状表现为大便时肛门直肠脱出，轻者便后自行回纳，重者须加按揉方能回纳，脱出部色淡而红肿，无血，不疼痛，身体消瘦，乏力，自汗，精神欠佳，面白唇淡，舌淡红，苔薄白，指纹淡红，则为气虚脱肛。

当孩子脱肛症状表现为肛门直肠脱出不收，脱出物红肿疼痛，瘙痒难忍，便时用力努挣，面红耳赤，哭闹不安，大便干结、色深黄，小便短赤，舌红，苔黄腻，指纹色红，则为湿热脱肛。

若孩子出现以上脱肛症状时，家长可以进行以下推拿手法：

1 补脾经

孩子取仰卧位，家长站在孩子的侧方，一手托住孩子的手掌，另一手以拇指罗纹面在其拇指指端罗纹面上做顺时针方向的旋转推动，也可以将孩子拇指屈曲，家长以拇指罗纹面循其拇指外侧缘从指尖向指根直推，统称为"补脾经"，反复操作100次。

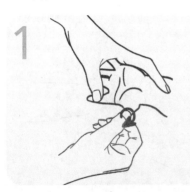

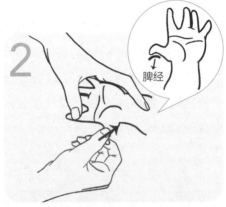
脾经

② 补大肠

孩子取仰卧位，家长站在孩子的侧方，一手托住孩子的手掌，另一手以拇指罗纹面在其食指外侧缘，自指尖到虎口成一直线进行直推，称为"补大肠"，操作补大肠200次。

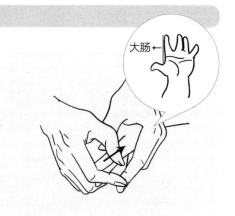

③ 运内八卦

孩子取仰卧位，家长站在孩子的侧方，一手扶住孩子的四指，使其掌心向上，以食指、中指夹住孩子手掌，另一手拇指指端自孩子掌根处顺时针方向做环形推动，称为"运内八卦"，反复操作100次。操作时宜轻不宜重，宜缓不宜急，在体表旋绕摩擦推动。

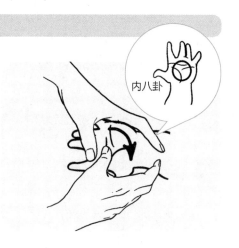

④ 揉外劳宫

孩子取仰卧位，家长站在孩子的侧方，一手托住孩子的手部，另一手以拇指指端在孩子外劳宫穴（手背第2、3掌骨之间，掌指关节后0.5寸处）上环旋揉动300次。

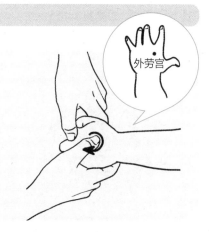

5 摩腹

孩子取仰卧位，家长站在孩子的侧方，将手掌轻放于孩子腹部，沉肩垂肘，以前臂带动手腕，依次按照右下腹、右上腹、左上腹、左下腹的顺序做环形而有节律的抚摩约5分钟。用力宜轻不宜重，速度宜缓不宜急。在摩腹之前可以在孩子腹部涂上适量滑石粉，以免摩腹过程中损伤孩子皮肤。

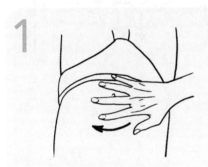

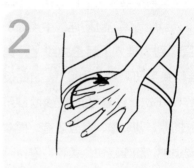

6 推下七节骨

孩子取俯卧位，家长站在孩子的侧方，以双手拇指外侧缘从孩子第4腰椎自上而下直推到尾椎处，为"推下七节骨"，操作100次。注意要紧贴孩子腰部皮肤，压力适中，动作连续，速度均匀且要沿直线操作，不可歪斜。

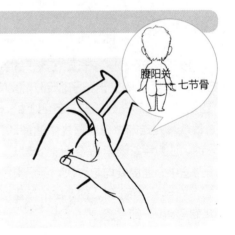

腰阳关　七节骨

⑦ 捏脊

孩子取俯卧位，家长双手食指抵于孩子背脊之上，再以两手拇指伸向食指前方，合力挟住孩子背脊部的肌肉，捏起，采用食指向前、拇指后退之翻卷动作，两手交替向前移动。自长强穴（尾骨端下，当尾骨端与肛门连线中点处）起一直捏到大椎穴（后正中线上，第7颈椎棘突下凹陷中）为1次。如此反复操作5~6次。注意要沿直线捏，所捏皮肤的厚、薄、松、紧应适宜，捏拿速度要适中，动作轻快、柔和，避免肌肤从手指尖滑脱。

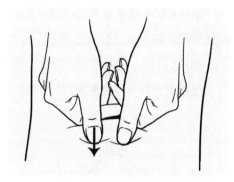

⑧ 擦八髎

孩子取俯卧位，家长站在孩子的侧方，将一手手掌放于孩子骶部八髎穴（正对八个骶后孔处，左右各四）处，沿着八髎穴走向做往返直线快速擦动3分钟。注意手掌要紧贴孩子腰部皮肤，压力适中，速度要均匀且快，要沿直线往返操作，不可歪斜，使产生的热量透达深层组织，即"透热"。

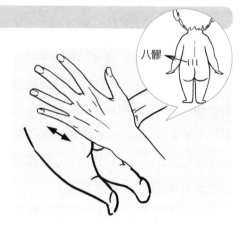

八髎

⑨ 退六腑

孩子取仰卧位，家长站在孩子的侧方，一手扶住孩子的前臂，另一手以拇指或食指、中指指面沿着其前臂尺侧，从肘部向腕部直推，称为"退六腑"，反复操作200次。在推动的过程中，要注意指面紧贴孩子的皮肤，压力要适中。

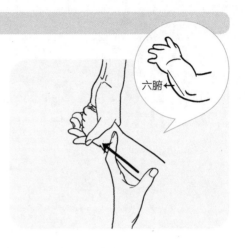

六腑

⑩ 揉足三里

孩子取仰卧位，家长站在孩子的侧方，以一手拇指于孩子足三里穴（小腿前外侧，髌骨与髌韧带外侧凹陷下3寸，距胫骨前缘一横指）上，施以点揉法5分钟。操作时，以拇指指端吸定于足三里穴上，以肢体的近端带动远端做带动深层组织的小幅度环旋揉动，压力要均匀，动作要协调、有节律。

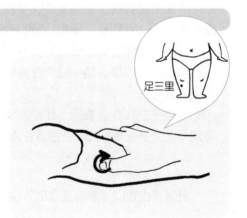

足三里

 专家提示

1　让孩子多吃含粗纤维较多的蔬菜，以保持大便通畅，如韭菜、芹菜等，年幼的孩子可把蔬菜榨成汁，或用肥皂头塞入肛内中通便。
2　解大便时间不宜过久，以免加重脱肛。
3　患有可回纳性脱肛的孩子，要用温水清洗肛门部，然后轻揉托入肛门内。
4　必要时应及时至医院就诊。

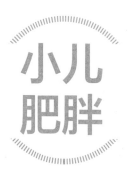

小儿体重超过标准体重的20%就是肥胖了。小儿肥胖分为单纯性肥胖与病理性肥胖。前者占儿童肥胖的95%～97%，与生活方式密切相关，多因小儿进食多、消耗少所致；后者又称为"症状性肥胖"，多能查出原发疾病，如内分泌疾病、中枢性疾病、遗传性疾病等。

中医学认为，小儿肥胖可分为痰浊内盛、痰热互结和脾虚湿阻三型。

当孩子肥胖症状表现为多饮多食，偏嗜肥甘厚味，体胖乏力，易困倦，渴不多饮，口中黏腻，多痰，舌胖有齿痕，苔白腻，脉滑，则为痰浊内盛。

当孩子肥胖症状表现为多饮多食，偏嗜辛辣厚味，形体肥胖，多汗，胸闷心烦，口干口臭，便秘或大便臭秽，舌红苔黄腻，脉滑数，指纹色紫，则为痰热互结。

当孩子肥胖症状表现为体肥腹满，少气懒言，倦怠乏力，身体困重，时有纳呆，大便溏薄，舌淡苔白滑有齿痕，脉弱无力，指纹淡，则为脾虚湿阻。

若孩子出现以上肥胖症状时，家长可以进行以下推拿手法：

1 补脾经

孩子取仰卧位，家长站在孩子的侧方，一手托住孩子的手掌，另一手以拇指罗纹面在其拇指指端罗纹面上做顺时针方向的旋转推动，也可以将孩子拇指屈曲，家长以拇指罗纹面循其拇指外侧缘从指尖向指根直推，统称为"补脾经"，反复操作100次。

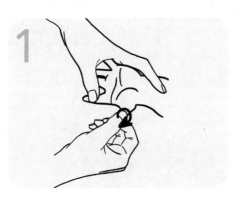

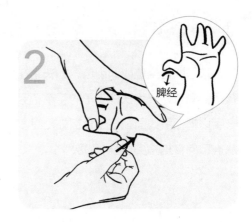

脾经

清胃经 ②

胃经

孩子取仰卧位，家长站在孩子的侧方，一手托住孩子的手掌，另一手以拇指指腹从其腕横纹向拇指指根方向直推，称为"清胃经"，反复操作300次。

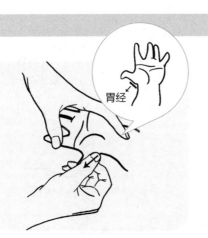

③ 退六腑

孩子取仰卧位，家长站在孩子的侧方，一手扶住孩子的前臂，另一手以拇指或食指、中指指面沿着孩子前臂尺侧，从其肘部向腕部直推，称为"退六腑"，反复操作200次。在推动的过程中，要注意指面紧贴孩子的皮肤，压力要适中。此法对于一切实热证均有效。

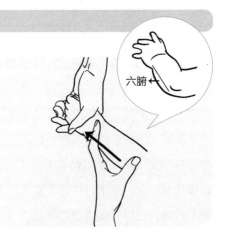

六腑

4 清大肠

孩子取抱坐位或仰卧位，家长站在孩子的侧方，一手扶住孩子的手掌，另一手以拇指罗纹面在孩子食指外侧缘，从虎口向食指指尖直推100次。

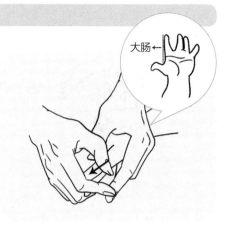

5 清小肠

孩子取仰卧位，家长站在孩子的侧方，一手扶住孩子的手掌，另一手以拇指罗纹面沿着其小指尺侧缘自指根向指尖直推，为"清小肠"，操作300次。

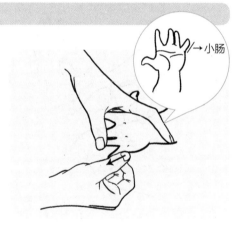

6 运内八卦

孩子取仰卧位，家长站在孩子的侧方，一手拇指扶住孩子的四指，使其掌心向上，以食指、中指夹住孩子手掌，另一手拇指指端自孩子掌根处顺时针方向做环形推动，称为"运内八卦"，反复操作100次。操作时宜轻不宜重，宜缓不宜急，在体表旋绕摩擦推动。

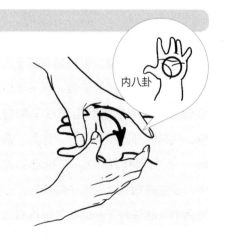

7 揉中脘

孩子取仰卧位，家长站在孩子的侧方，将手掌轻放于其中脘穴（脐上4寸，位于胸剑结合处与脐连线的中点）上，沉肩垂肘，以前臂带动手腕，顺时针、逆时针间隔反复操作，各100下。用力宜轻不宜重，速度宜缓不宜急，随孩子呼吸节律按揉。

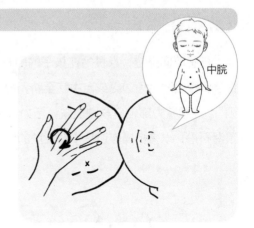

8 摩腹

孩子取仰卧位，家长站在孩子的侧方，将手掌轻放于孩子腹部，沉肩垂肘，以前臂带动手腕，依次按照右下腹、右上腹、左上腹、左下腹的顺序做环形而有节律的抚摩约5分钟。用力宜轻不宜重，速度宜缓不宜急。在摩腹之前可以在孩子腹部涂上适量滑石粉，以免摩腹过程中损伤孩子皮肤。

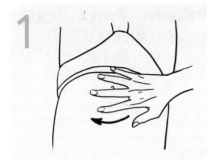

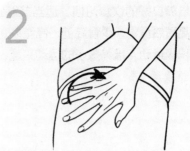

9 分推腹阴阳

孩子取仰卧位，家长站在孩子的侧方，行分推腹阴阳5分钟。操作时，双手拇指桡侧缘沿肋弓角边缘或自中脘至脐，向两旁分推至两侧的腋中线，称"分推腹阴阳"。注意着力部位应紧贴皮肤，压力适中，做到轻而不浮，重而不滞。可以用适量滑石粉，以减少操作过程中对皮肤的摩擦。

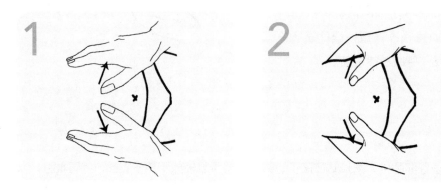

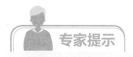 专家提示

1　培养良好的饮食习惯，适当节制饮食，不可暴饮暴食，多食蔬菜、水果及高蛋白食物，少食高糖、高脂肪、高热量食物，少吃垃圾食品。
2　积极运动，培养孩子的运动兴趣。

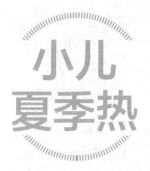

小儿夏季热是婴幼儿时期一种常见的季节性疾病，以入夏后长期发热、口渴多饮、多尿、汗闭为特征，西医学又称之为"暑热症"。主要发生在盛夏时节，好发于2~5岁的体弱儿童，病程可长达2~3个月，甚至更长，但在秋凉后症状能自行消退，在发病期如无其他兼症，一般预后良好。

孩子出现入夏以后长期发热、口渴多饮、多尿、汗闭，体温可高达38℃~40℃，一般午后较高，清晨较低，体温与气候有密切关系，天气愈热，体温愈高，天气转凉，体温亦随之下降等症状时，家长可以给孩子做以下推拿手法：

1 拿揉风池

孩子取坐位，家长站在孩子的后方，一手扶住孩子前额，另一手以拇指、食指指腹相对用力拿揉其风池穴（颈后枕骨下，胸锁乳突肌与斜方肌三角凹陷中），反复操作2分钟。操作时不可过度用力，以免引起孩子不适。

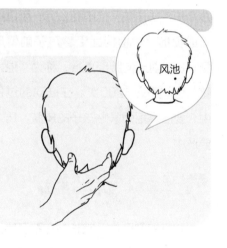

② 清天河水

孩子取仰卧位，家长站在孩子的侧方，一手扶住孩子的前臂，另一手以食指、中指罗纹面沿着其前臂正中自腕部推向肘部，称为"清天河水"，反复操作100次。注意着力部位要紧贴皮肤，压力适中，做到轻而不浮，重而不滞。应沿着直线推动。

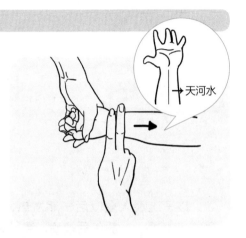

天河水

③ 退六腑

孩子取仰卧位，家长站在孩子的侧方，一手扶住孩子的前臂，另一手以拇指或食指、中指指面沿着孩子前臂尺侧，从其肘部向腕部直推，称为"退六腑"，反复操作200次。在推动的过程中，要注意指面紧贴孩子的皮肤，压力要适中。

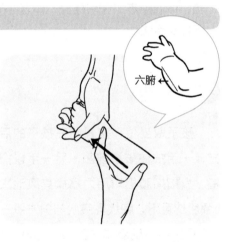

六腑

④ 推三关

孩子取仰卧位，家长站在孩子的侧方，一手扶住孩子的前臂，另一手以拇指外侧面或食指、中指指面沿着其前臂桡侧，从腕部向肘部直推，称为"推三关"，反复操作200次。在推动的过程中，要注意指面紧贴孩子的皮肤，压力要适中。

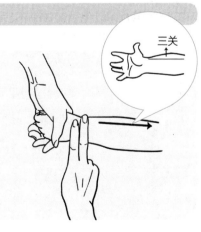

三关

⑤ 捏脊

孩子取俯卧位，家长双手食指抵于孩子背脊之上，再以两手拇指伸向食指前方，合力挟住孩子背脊部的肌肉，捏起，采用食指向前、拇指后退之翻卷动作，两手交替向前移动。自长强穴（尾骨端下，当尾骨端与肛门连线中点处）起一直捏到大椎穴（后正中线上，第7颈椎棘突下凹陷中）为1次。如此反复操作5~6次。注意要沿直线捏，所捏皮肤的厚、薄、松、紧应适宜，捏拿速度要适中，动作轻快、柔和，避免肌肤从手指尖滑脱。

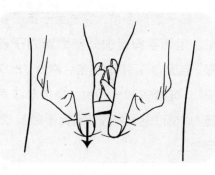

中医学认为，小儿夏季热可分为初期兼表证、中期伤气和后期气阴两虚三型。因此，家长需要先对孩子的夏季热进行辨证分型，然后再针对不同类型的小儿夏季热，配伍一些补充推拿手法，以便于孩子更快恢复健康。

当孩子夏季热症状表现为恶寒发热，无汗，头痛项强，口渴多饮，尿多，伴鼻塞、流涕、咳嗽、喉痒、咽喉红肿疼痛、舌淡红、苔薄白、指纹浮紫等类似感冒的症状，则为初期兼表证，家长可以配伍以下推拿手法：

① 开天门

孩子取仰卧位，家长坐于孩子头前，用两手拇指指腹着力于前额，自印堂（眉心）至神庭（印堂之上，入前发际0.5寸）做抹法，称为"开天门"，连续做30~50次。操作时以拇指的近端带动远端，做上下的单方向移动，其余四指置于头的两侧相对固定。

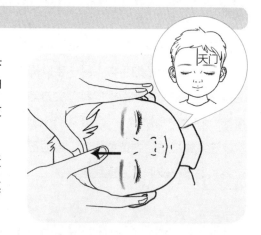

② 推坎宫

孩子取仰卧位，家长坐于孩子头前，用两手拇指的外侧面着力于前额，自眉心向眉梢做分推，称为"推坎宫"，连续做30~50次。操作时注意压力均衡（轻而不浮，重而不滞），方向要正确。

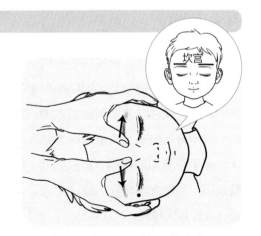

③ 揉太阳

孩子取仰卧位，家长坐于孩子头前，将两拇指指腹紧贴于孩子头部两侧太阳穴（在眉眼后凹陷中）处做环旋揉动，其余四指轻扶于孩子脑后，称为"揉太阳"，反复揉2分钟。揉动时压力要均匀，动作要协调、有节律。

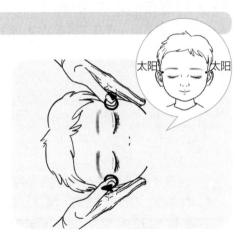

④ 清肺经

孩子取仰卧位，家长站在孩子的侧方，一手托住孩子的手掌，另一手以拇指指腹从孩子无名指指根向其指尖方向直推，称为"清肺经"，反复操作100次。注意做推法时力量要均匀，着力部位要紧贴孩子皮肤，沿直线推。

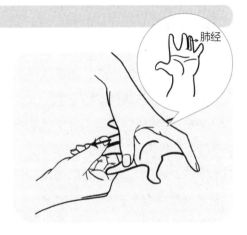

⑤ 揉外劳宫

孩子取仰卧位，家长站在孩子的侧方，一手扶住孩子的手掌，另一手以拇指指端在孩子外劳宫穴上环旋揉动300次。

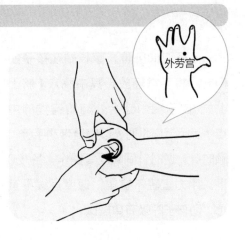

外劳宫

当孩子夏季热症状表现为发热持续不退，汗闭，口渴多饮，多尿，少气乏力，精神欠佳，烦躁不安，啼哭不止，面色潮红，食欲不振，舌尖红舌根黄，指纹淡紫，则为中期伤气，家长可以配伍以下推拿手法：

① 补脾经

孩子取仰卧位，家长站在孩子的侧方，一手托住孩子的手掌，另一手以拇指罗纹面在其拇指指端罗纹面上做顺时针方向的旋转推动，也可以将孩子拇指屈曲，家长以拇指罗纹面循其拇指外侧缘从指尖向指根直推，统称为"补脾经"，反复操作100次。

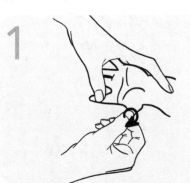

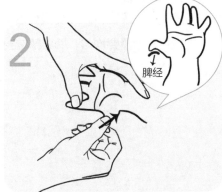

脾经

② 揉中脘

孩子取仰卧位，家长站在孩子的侧方，将手掌轻放于其中脘穴（脐上4寸，位于胸剑结合处与脐连线的中点）上，沉肩垂肘，以前臂带动手腕，顺时针、逆时针间隔反复操作，各100下。用力宜轻不宜重，速度宜缓不宜急，随孩子呼吸节律按揉。

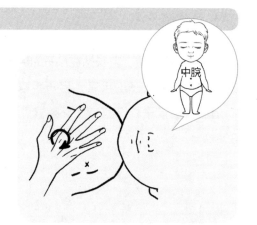

当孩子夏季热症状表现为发热持久不退，精神疲乏，少气无力，精神不振，面色白少华，烦躁不安，口渴，自汗盗汗，小便量多，食欲减退，大便溏薄，小便黄赤，舌红绛少津，指纹鲜红，则为后期气阴两虚，家长可以配伍以下推拿手法：

① 清肾经

孩子取仰卧位，家长站在孩子的侧方，一手托住孩子的手掌，另一手以拇指指腹从孩子小指指尖向其指根方向直推，称为"清肾经"，反复操作100次。注意推时力量要均匀，着力部位要紧贴孩子皮肤，沿直线推。

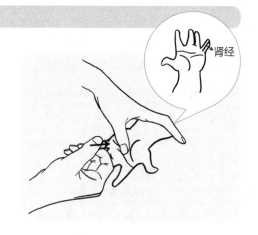

② 揉涌泉

孩子取仰卧位，家长站在孩子的侧方，一手托住孩子足跟，另一手以拇指指端指腹揉孩子涌泉穴（足底部，卷足时足前部凹陷处，约当足底第2、3趾趾缝纹头与足跟连线的前1/3与后1/3交点处）50~100次。

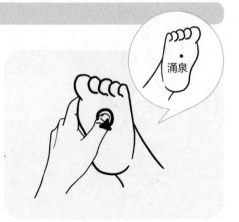

涌泉

专家提示

1 治疗期间多喝水或新鲜果汁，饮食宜清淡、易消化。
2 可用金银花、杭菊花煎汤代茶饮，以解暑热。

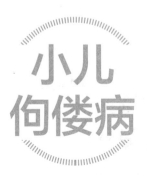

小儿佝偻病，俗称"小儿软骨病"，是婴幼儿时期常见的慢性营养缺乏性疾病。常发于冬、春两季，多见于3岁以下小儿，尤以6~12个月婴儿发病率较高。以多汗、夜啼、烦躁、枕秃、肌肉松弛、囟门迟闭，甚至鸡胸肋翻，下肢弯曲等为特征。

中医学认为，小儿佝偻病可分为脾胃虚弱和肾精不足两型。

当孩子佝偻病症状表现为疲惫倦怠，神情呆滞，虚胖懒动，肌肉松弛，形体不充，头颅骨软，囟门久不闭合，毛发稀疏色黄，纳呆便溏，舌苔薄白，脉缓，指纹红淡，则为脾胃虚弱。

当孩子佝偻病症状表现为身体瘦弱，筋骨不强，头颅方大，囟门迟闭，言语不清，齿发生迟，或鸡胸、下肢弯曲等骨骼发育畸形，舌淡苔少质淡，脉迟无力，指纹淡，则为肾精不足。

若孩子出现以上佝偻病症状时，家长可以进行以下推拿手法：

① 按揉督脉

孩子取俯卧位，家长站在孩子的侧方，用手掌按揉孩子身体背部正中线，反复按揉2分钟，称"按揉督脉"。操作时动作要和缓有力，手掌心要吸定于孩子皮肤上，力量要透达穴位的深层组织，压力均匀，紧推慢移，动作要协调、有节律，随孩子的呼吸一按一收。

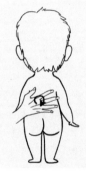

② 弹拨膀胱经

　　孩子取俯卧位，家长站在孩子的侧方，用拇指指腹弹拨脊柱两侧膀胱经线（背部正中线旁开1.5寸），上下反复操作2分钟。操作时动作要和缓，力量要深透，以掌力带动指力，力量要透达穴位的深层组织，不可摩擦孩子皮肤，用力均匀，紧推慢移，动作要协调、有节律。

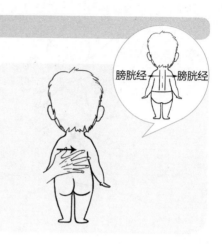

膀胱经　膀胱经

③ 按揉大椎

　　孩子取正坐位或俯卧位，家长站在孩子的侧方，以一手拇指置于孩子大椎穴（第7颈椎棘突下缘）上，向下按压的同时环旋揉动穴位2分钟，注意拇指需吸定于穴位上，力度以孩子能耐受为宜。

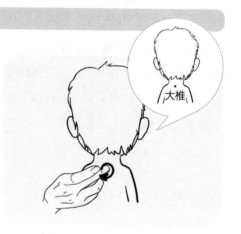

大椎

④ 补脾经

　　孩子取仰卧位，家长站在孩子的侧方，一手托住孩子的手掌，另一手以拇指罗纹面在其拇指指端罗纹面上做顺时针方向的旋转推动，也可以将孩子拇指屈曲，家长以拇指罗纹面循其拇指外侧缘从指尖向指根直推，统称为"补脾经"，反复操作100次。

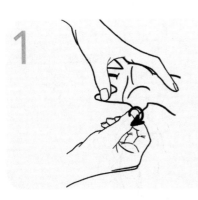

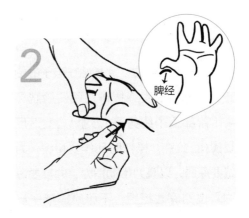

⑤ 推肾经

　　孩子取仰卧位，家长站在孩子的侧方，一手托住孩子的手掌，另一手以拇指指腹从孩子小指指尖至其指根方向往返直推，称为"推肾经"，反复操作200次。注意推时力量要均匀，着力部位要紧贴孩子皮肤，沿直线推。

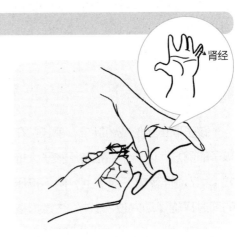

⑥ 揉足三里

　　孩子取仰卧位，家长站在孩子的侧方，以一手拇指于孩子足三里穴（小腿前外侧，髌骨与髌韧带外侧凹陷下3寸，距胫骨前缘一横指）上，施以点揉法3分钟。施术时，以拇指指端吸定于足三里穴上，以肢体的近端带动远端做带动深层组织的小幅度环旋揉动，压力要均匀，动作要协调、有节律。

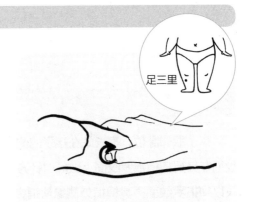

7 揉涌泉

孩子取仰卧位，家长站在孩子的侧方，一手托住孩子足跟，另一手以拇指罗纹面揉其涌泉穴（足底部，卷足时足前部凹陷处，约当足底第2、3趾趾缝纹头与足跟连线的前1/3与后1/3交点处）50～100次。

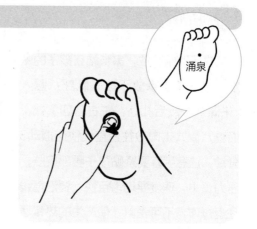

8 捏脊

孩子取俯卧位，家长双手食指抵于孩子背脊之上，再以两手拇指伸向食指前方，合力挟住孩子背脊部的肌肉，捏起，采用食指向前、拇指后退之翻卷动作，两手交替向前移动。自长强穴（尾骨端下，当尾骨端与肛门连线中点处）起一直捏到大椎穴（后正中线上，第7颈椎棘突下凹陷中）为1次。如此反复操作5～6次。注意要沿直线捏，所捏皮肤的厚、薄、松、紧应适宜，捏拿速度要适中，动作轻快、柔和，避免肌肤从手指尖滑脱。

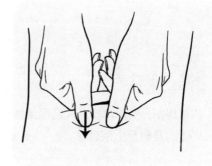

⑨ 擦八髎

孩子取俯卧位，家长站在孩子的侧方，将一手手掌放于孩子骶部八髎穴（正对八个骶后孔处，左右各四）处，沿着八髎穴走向做往返直线快速擦动3分钟。注意手掌要紧贴孩子腰部皮肤，压力适中，速度要均匀且快，要沿直线往返操作，不可歪斜，使产生的热量透达深层组织，即"透热"。

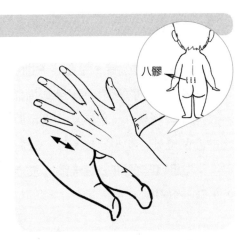

八髎

 专家提示

1 饮食均衡，营养丰富，配合服用鱼肝油，补钙，多喝牛奶，常晒太阳。
2 必要时及时至医院就诊。

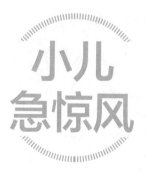

小儿时期常见的急重病症，以高热、抽搐、昏迷为主要症状。发病年龄以1～5岁为多见。来势急骤，病情危急，发病率高，四季皆有。西医学又称之为"小儿高热惊厥"。

中医学认为，小儿急惊风可分为感受时邪、暴受惊恐和食物积滞三型。

当孩子急惊风症状表现为高热抽搐，严重者可致昏迷，发热恶寒，头痛项强，咽喉肿痛，声音嘶哑，咳嗽吐痰黄稠，舌红苔黄，指纹色红，则为感受时邪。

当孩子急惊风症状表现为突发性高热抽搐，甚至昏迷，神情怯懦，面色时青时赤，惊慌不安，惊惧失眠多梦，不发热或轻微发热，舌暗红苔薄黄，指纹色青，则为暴受惊恐。

当孩子急惊风症状表现为高热抽搐，脘腹胀满拒按，腹部有硬物感，纳呆，呕吐，大便干，小便黄，苔厚腻，则为食物积滞。

若孩子出现以上急惊风症状时，家长可以进行以下推拿手法：

① 掐人中

孩子取抱坐位或仰卧位，家长站在孩子的侧方，一手扶住孩子头部以固定，另一手以拇指指甲掐人中穴（在鼻唇沟中上1/3交界处）数次，至孩子苏醒为度。

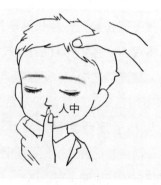

② 掐合谷

孩子取抱坐位或仰卧位，家长站在孩子的侧方，一手托住孩子的手掌，另一手以拇指指甲掐揉其合谷穴（在手背第1、2掌骨间，第2掌骨桡侧中点处），至苏醒为度。

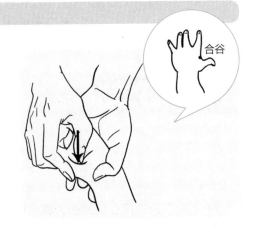

③ 揉承山

孩子取俯卧位，家长站在孩子的侧方，一手扶住孩子的小腿，另一手拇指按压住承山穴（在小腿后面正中，足跟上提时腓肠肌肌腹下尖角凹陷处），点揉2分钟。

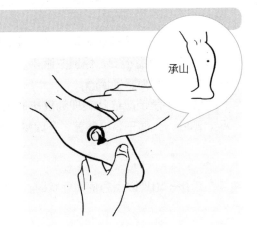

④ 拿肩井

孩子取正坐位，家长站于孩子后方，将双手分别置于双侧肩井穴（在大椎与肩峰连线之中点，肩部筋肉处），以拇指和其余四指指腹的对合夹力提拿，以孩子耐受为度，反复10~20遍。拿时注意前臂放松，手掌空虚，提拿的方向要与肌腹垂直。

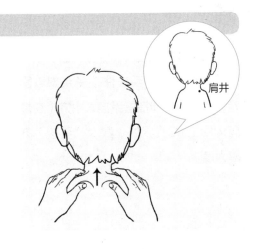

⑤ 清心经

孩子取仰卧位，家长站在孩子的侧方，一手托住孩子手掌，另一手以拇指罗纹面从其中指指根向指尖方向直推，称为"清心经"，反复操作100次。

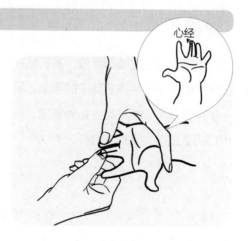

⑥ 清肺经

孩子取仰卧位，家长站在孩子的侧方，一手托住孩子的手掌，另一手以拇指指腹从孩子无名指指根向其指尖方向直推，称为"清肺经"，反复操作100次。注意做推法时力量要均匀，着力部位要紧贴孩子皮肤，沿直线推。

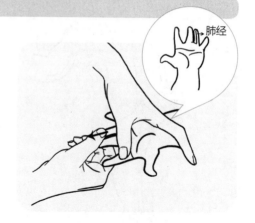

⑦ 清肝经

孩子取抱坐位或仰卧位，家长站在孩子的侧方，一手托住孩子的手掌，另一手以拇指指腹从其食指指根向指尖方向直推，称为"清肝经"，反复操作100次。

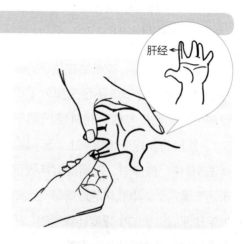

8 **清大肠**

孩子取抱坐位或仰卧位，家长站在孩子的侧方，一手扶住孩子的手掌，另一手以拇指罗纹面在其食指外侧缘，自虎口向食指指尖直推100次。

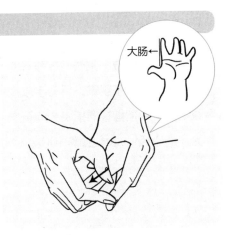

退六腑 **9**

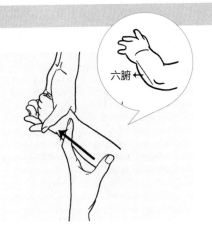

孩子取仰卧位，家长站在孩子的侧方，一手扶住孩子的前臂，另一手以拇指或食指、中指指面沿着其前臂尺侧，从肘部向腕部直推，称为"退六腑"，反复操作200次。在推动的过程中，要注意指面紧贴孩子的皮肤，压力要适中。

10 **揉足三里**

孩子取仰卧位，家长站在孩子的侧方，以一手拇指于孩子足三里穴（小腿前外侧，髌骨与髌韧带外侧凹陷下3寸，距胫骨前缘一横指）上，施以点揉法5分钟。操作时，以拇指指端吸定于足三里穴上，以肢体的近端带动远端做带动深层组织的小幅度环旋揉动，压力要均匀，动作要协调、有节律。

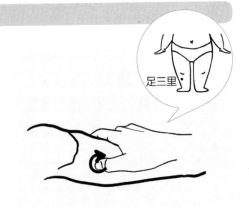

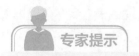

专家提示

1 饮食宜清淡，多吃新鲜蔬菜和水果，忌食油腻、辛辣、刺激的食品。
2 小儿高热惊厥是一种危急重症，应及时送往医院就诊。

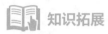

知识拓展

清天河水与退六腑

清天河水是小儿推拿中的一个"明星"穴，其性温，具有解表发汗的功效，可用于风寒感冒引起的发热，主要针对孩子流鼻涕、打喷嚏、鼻塞等症状。清天河水的主要功能是通过发汗达到汗出热退的目的。

退六腑是小儿推拿中的常见穴位，其性寒，是清法的代表。很多家长认为此穴偏寒，不太敢使用，但其实只要对症，是可以使用地。六腑是以通为顺，腑气不通往往是发病的根源。因此，退六腑主要是通过疏通腑气帮助身体降火，主要用于脾胃食积引起的发热，特别是高热。

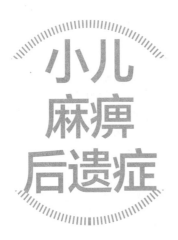

小儿麻痹后遗症发生于脊髓灰质炎的后期，以肢体痿软、肌肉弛缓和萎缩为主要特征，西医学又称之为脊髓灰质炎后遗症。脊髓灰质炎是一种急性传染病，流行于夏、秋季节，好发于6个月至5岁的小儿。临床表现为发热，伴有咳嗽、咽喉红肿疼痛、全身肌肉疼痛，或有呕吐、腹泻等症状，继而出现肢体痿软、肌肉弛缓和萎缩。

中医学认为，小儿麻痹后遗症可分为邪犯肺胃（发病初期），邪窜经络（进展期），气虚血瘀、肝胃亏损（后遗症期）三型。

当孩子麻痹后遗症表现为发热，咳嗽，头痛，汗出，全身不适，纳呆食少，或恶心，呕吐，腹泻等，舌质淡红，苔薄白，脉浮数，指纹色红，则为邪犯肺胃（发病初期）。

当孩子麻痹后遗症表现为身体瘦弱，筋骨不强，头颅方大，囟门迟闭，言语不清，齿发生迟，或鸡胸、下肢弯曲等骨骼发育畸形，舌淡苔少质淡，脉迟无力，指纹淡，则为邪窜经络（进展期）。

当孩子麻痹后遗症表现为热退后，口眼歪斜，头部左右倾倒，肢体瘫痪无力，日久肌肉明显消瘦，关节弛纵不收，肢体变细，皮肤不温，可以并发脊椎侧凸，肩关节松脱，膝后凸或外展，足外翻、内翻，马蹄形或仰趾足等畸形，则为气虚血瘀、肝胃亏损（后遗症期）。

若孩子出现以上小儿麻痹后遗症症状时，家长可以进行以下推拿手法：

1. 上肢瘫痪

1 揉搓患处

孩子取仰卧位，家长站在孩子的侧方，两手掌夹住患肢，相对用力，上下揉搓，反复操作1分钟。注意着力部位要紧贴皮肤，不要摩擦孩子皮肤，压力适中，做到轻而不浮，重而不滞。

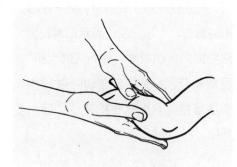

2 按揉患处肌肉

孩子取仰卧位，家长站在孩子的侧方，一手扶住孩子手臂，一手用拇指指面或第2~5指指面按揉患处肌肉，反复操作至患处肌肉松软为度。注意着力部位要紧贴皮肤，移动时做到紧推慢移，勿摩擦，力量渗透入患处肌肉，压力适中，做到轻而不浮，重而不滞。

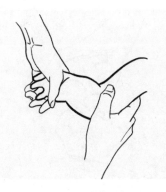

3 推三关

孩子取仰卧位，家长站在孩子的侧方，一手扶住孩子的前臂，另一手以拇指外侧面或食指、中指指面沿着其前臂桡侧，从腕部向肘部直推，称为"推三关"，反复操作200次。在推动的过程中，要注意指面紧贴孩子的皮肤，压力要适中。

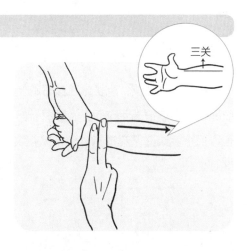

三关

4 退六腑

孩子取仰卧位，家长站在孩子的侧方，一手扶住孩子的前臂，另一手以拇指或食指、中指指面沿着其前臂尺侧，从肘部向腕部直推，称为"退六腑"，反复操作200次。在推动的过程中，要注意指面紧贴孩子的皮肤，压力要适中。

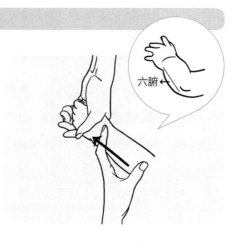

六腑

5 清胃经

孩子取仰卧位，家长站在孩子的侧方，一手托住孩子的手掌，另一手以拇指罗纹面从其腕横纹向拇指指根方向直推，称为"清胃经"，反复操作300次。

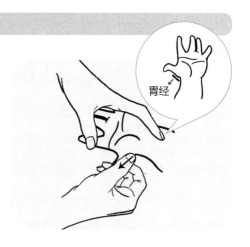

胃经

6 补脾经

孩子取仰卧位，家长站在孩子的侧方，一手托住孩子的手掌，另一手以拇指罗纹面在其拇指指端罗纹面上做顺时针方向的旋转推动，也可以将孩子拇指屈曲，家长以拇指罗纹面循其拇指外侧缘从指尖向指根直推，统称为"补脾经"，反复操作100次。

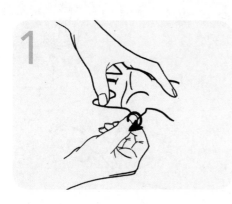

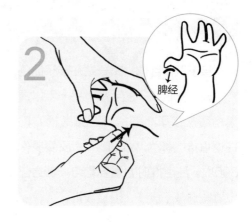

⑦ 掐合谷

孩子取抱坐位或仰卧位，家长站在孩子的侧方，一手托住孩子的手掌，另一手以拇指指甲掐揉其合谷穴（在手背第1、2掌骨间，第2掌骨桡侧中点处），至苏醒为度。

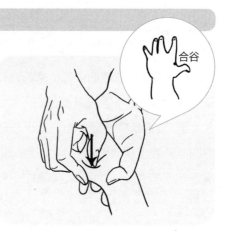

⑧ 揉小天心

孩子取仰卧位，家长站在孩子的侧方，一手托住孩子的手掌，使其掌心向上，另一手以拇指罗纹面在其手掌大小鱼际交界的凹陷处按揉，为"揉小天心"，反复操作300次。注意用力均匀，力度适中，以孩子可以忍受为度。

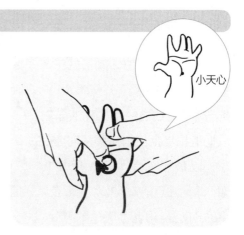

⑨ 推肾经

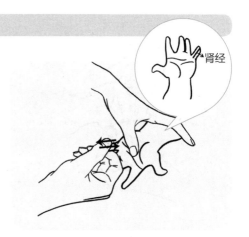

孩子取仰卧位，家长站在孩子的侧方，一手托住孩子的手掌，另一手以拇指指腹从孩子小指指尖至其指根方向往返直推，称为"推肾经"，反复操作300次。注意推时力量要均匀，着力部位要紧贴孩子皮肤，沿直线推。

⑩ 按揉大椎

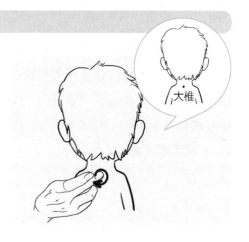

孩子取正坐位或俯卧位，家长站在孩子的侧方，以一手拇指置于孩子大椎穴（第7颈椎棘突下缘）上，向下按压的同时环旋揉动穴位2分钟，注意拇指需吸定于穴位上，力度以孩子能耐受为宜。

⑪ 拿肩井

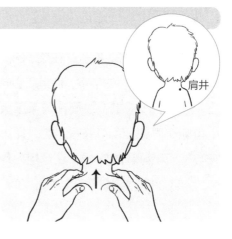

孩子取正坐位，家长站于孩子后方，将双手分别置于双侧肩井穴（在大椎与肩峰连线之中点，肩部筋肉处），以拇指和其余四指指腹的对合夹力提拿，以孩子耐受为度，反复10~20遍。拿时注意前臂放松，手掌空虚，提拿的方向要与肌腹垂直。

2. 下肢瘫痪

① 拿揉下肢

孩子取俯卧位，家长站在孩子的侧方，一手按住患肢，另一手拿揉该患肢，从上到下，反复操作1分钟。操作时动作要和缓，指力要吸定于孩子皮肤上，力量要深透，紧推慢移，切不可摩擦皮肤，压力均拿揉下肢匀，动作协调、有节律。

点揉环跳 ②

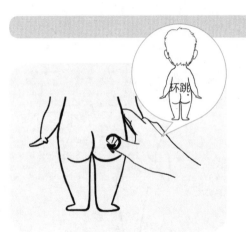

孩子取俯卧位，家长站在孩子的侧方，一手按住患肢，另一手点揉该患肢环跳穴（股骨大转子最凸点与骶管裂孔连线的外1/3与中1/3交点处）2分钟。操作时动作要和缓，指力要吸定于孩子皮肤上，力量要透达穴位的深层组织，压力均匀，动作要协调、有节律。

③ 点揉居髎

孩子取俯卧位，家长站在孩子的侧方，一手按住患肢，另一手点揉该患肢居髎穴（髂前上棘与股骨大转子最凸点连线的中点处）2分钟。操作时动作要和缓，指力要吸定于孩子皮肤上，力量要透达穴位的深层组织，压力均匀，动作要协调、有节律。

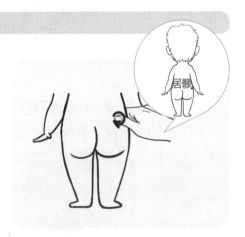

④ 点揉承扶

孩子取俯卧位，家长站在孩子的侧方，一手按住患肢，另一手点揉该患肢承扶穴（臀下横纹中点）2分钟。操作时动作要和缓，指力要吸定于孩子皮肤上，力量要透达穴位的深层组织，压力均匀，动作要协调、有节律。

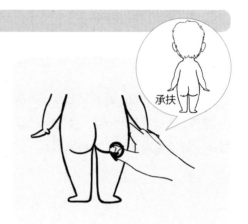

承扶

⑤ 点揉委中

孩子取俯卧位，家长站在孩子的侧方，一手按住患肢，另一手点揉该患肢委中穴（腘横纹中点）2分钟。操作时动作要和缓，指力要吸定于孩子皮肤上，力量要透达穴位的深层组织，压力均匀，动作要协调、有节律。

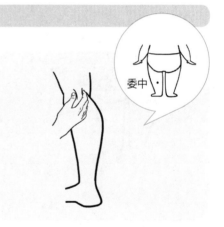

委中

⑥ 搓下肢

孩子取俯卧位，家长站在孩子的侧方，双手掌相对用力，相反方向快速搓动，从上到下，再从下到上，反复操作1分钟，结束下肢的治疗。操作时动作要快而有节奏，用力要对称，紧推慢移，力量要深透，手掌不可摩擦孩子皮肤。

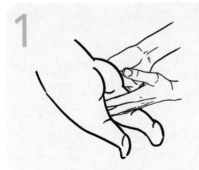

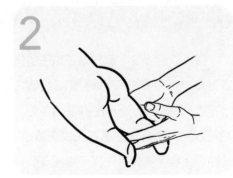

7 捏脊

孩子取俯卧位，家长双手食指抵于孩子背脊之上，再以两手拇指伸向食指前方，合力挟住孩子背脊部的肌肉，捏起，采用食指向前、拇指后退之翻卷动作，两手交替向前移动。自长强穴（尾骨端下，当尾骨端与肛门连线中点处）起一直捏到大椎穴（后正中线上，第7颈椎棘突下凹陷中）为1次。如此反复操作5~6次。注意要沿直线捏，所捏皮肤的厚、薄、松、紧应适宜，捏拿速度要适中，动作轻快、柔和，避免肌肤从手指尖滑脱。

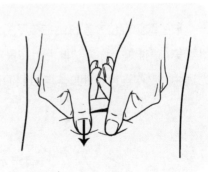

8 擦八髎

　　孩子取俯卧位，家长站在孩子的侧方，将一手手掌放于孩子骶部八髎穴（正对八个骶后孔处，左右各四）处，沿着八髎穴走向做往返直线快速擦动3分钟。注意手掌要紧贴孩子腰部皮肤，压力适中，速度要均匀且快，要沿直线往返操作，不可歪斜，使产生的热量透达深层组织，即"透热"。

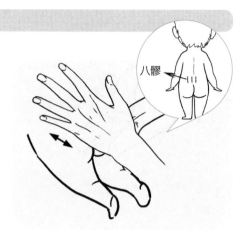

八髎

9 推上七节骨

　　孩子取俯卧位，家长站在孩子的侧方，以双手拇指外侧缘从其尾椎自下而上直推到第4腰椎处，称为"推上七节骨"，操作50次。注意要紧贴孩子腰部皮肤，压力适中，动作连续，速度均匀且要沿直线操作，不可歪斜。

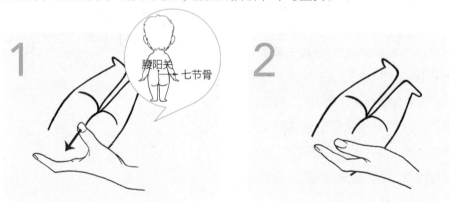

腰阳关　七节骨

10 推下七节骨

　　孩子取俯卧位，家长站在孩子的侧方，以双手拇指外侧缘从孩子第4腰椎自上而下直推到尾椎处，为"推下七节骨"，操作100次。注意要紧贴孩子腰部皮肤，压力适中，动作连续，速度均匀且要沿直线操作，不可歪斜。

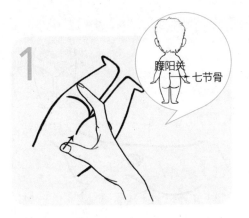

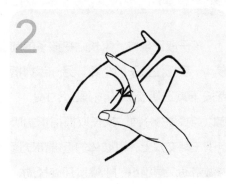

⑪ 揉足三里

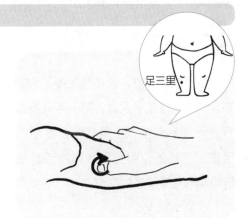

孩子取仰卧位，家长站在孩子的侧方，以一手拇指于孩子足三里穴（小腿前外侧，髌骨与髌韧带外侧凹陷下3寸，距胫骨前缘一横指）上，施以点揉法3分钟。施术时，以拇指指端吸定于足三里穴上，以肢体的近端带动远端做带动深层组织的小幅度环旋揉动，压力要均匀，动作要协调、有节律。

⑫ 揉承山

孩子取俯卧位，家长站在孩子的侧方，一手扶住孩子的小腿，另一手拇指按压住承山穴（在小腿后面正中，足跟上提时腓肠肌肌腹下尖角凹陷处），点揉2分钟。

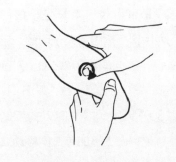

⑬ 揉三阴交

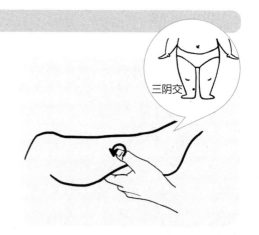

三阴交

孩子取正坐位，家长站在孩子的前方，一手托住孩子的小腿，另一手拇指点按于其三阴交穴（内踝上3寸处），施以点揉法3分钟。家长以拇指指端吸定于三阴交穴上，以肢体的近端带动远端做带动深层组织的小幅度环旋揉动，压力要均匀，动作要协调、有节律。

⑭ 揉涌泉

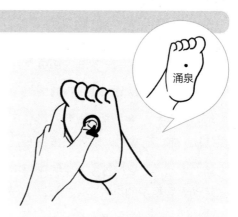

涌泉

孩子取仰卧位，家长站在孩子的侧方，一手托住孩子足跟，另一手以拇指罗纹面揉其涌泉穴（足底部，卷足时足前部凹陷处，约当足底第2、3趾趾缝纹头与足跟连线的前1/3与后1/3交点处）50~100次。

3. 面部偏瘫

① 开天门

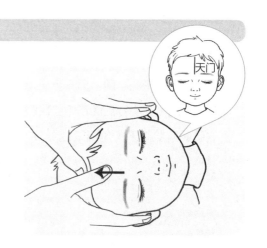

天门

孩子取仰卧位，家长坐于孩子头前，用两手拇指指腹着力于前额，自印堂（眉心）至神庭（印堂之上，入前发际0.5寸）做抹法，称为"开天门"，连续做30~50次。操作时以拇指的近端带动远端，做上下的单方向移动，其余四指置于头的两侧相对固定。

2　推坎宫

孩子取仰卧位，家长坐于孩子头前，用两手拇指的外侧面着力于前额，自眉心向眉梢做分推，称为"推坎宫"，连续做30～50次。操作时注意压力均衡（轻而不浮，重而不滞），方向要正确。

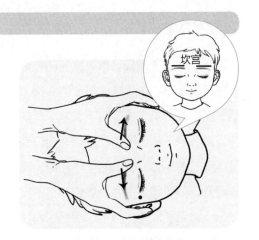

揉太阳　3

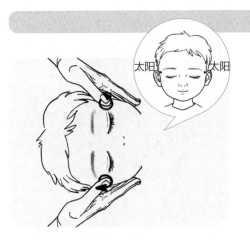

孩子取仰卧位，家长坐于孩子头前，将两拇指指腹紧贴于孩子头部两侧太阳穴（在眉眼后凹陷中）处做环旋揉动，其余四指轻扶于孩子脑后，称为"揉太阳"，反复揉2分钟。揉动时压力要均匀，动作要协调、有节律。

4　点揉地仓

孩子取坐位或仰卧位，家长站或坐在孩子的侧方，一手扶住孩子的头部，另一手以拇指指腹按揉其地仓穴（口角旁开0.4寸，上直对瞳孔），反复操作1分钟。操作时动作要和缓，指力要吸定于孩子皮肤上，力量要透达穴位的深层组织，压力均匀，动作要协调、有节律。

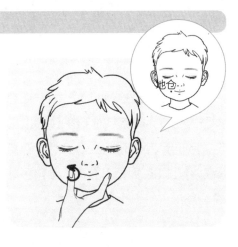

5 点揉下关

孩子取坐位或仰卧位，家长站或坐在孩子的侧方，一手扶住孩子的头部，另一手以拇指指腹按揉其下关穴（耳前方，颧骨与下颌之间的凹陷处，合口有孔，张口即闭），反复操作1分钟。操作时动作要和缓，指力要吸定于孩子皮肤上，力量要深达穴位的深层组织，压力均匀，动作要协调、有节律。

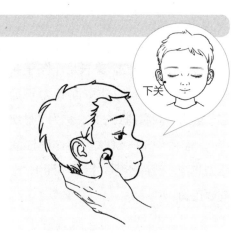

6 点揉颊车

孩子取坐位或仰卧位，家长站或坐在孩子的侧方，一手扶住孩子的头部，另一手以拇指指腹按揉其颊车穴（下颌角前上方，耳下约一横指处），反复操作1分钟。操作时动作要和缓，指力要吸定于孩子皮肤上，力量要深透达穴位的深层组织，压力均匀，动作要协调、有节律。

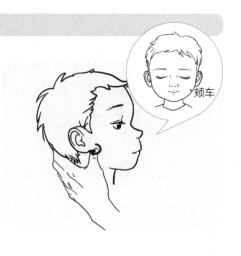

7 掐人中

孩子取抱坐位或仰卧位，家长站在孩子的侧方，一手扶住孩子头部以固定，另一手以拇指指甲掐人中穴（在鼻唇沟中上1/3交界处）数次，至孩子苏醒为度。

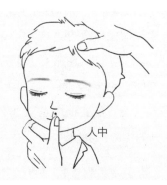

8 掐合谷

孩子取抱坐位或仰卧位，家长站在孩子的侧方，一手托住孩子的手掌，另一手以拇指指甲掐揉其合谷穴（在手背第1、2掌骨间，第2掌骨桡侧中点处），至苏醒为度。

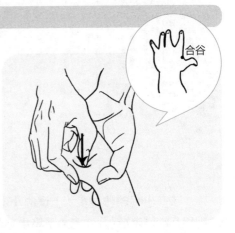

合谷

专家提示

1. 治疗的同时，要在医生的指导下，让孩子有目的、持久地进行功能锻炼，同时加强健肢及全身的锻炼，帮助增强肌肉力量，防止肌肉萎缩，矫正畸形。
2. 孩子的饮食应易消化，又富营养。

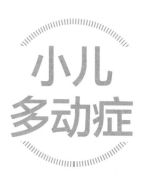

儿童多动症，又称为轻微脑功能失调，是一组以过度活动和注意力难以集中为主要表现，包括易冲动和情绪不稳等临床征象的综合征。属于中医学"脏躁""躁动"范畴。

孩子出现动作过多（上课时小动作不断，严重者教室内尖叫、跑窜。个别患儿动作笨拙），注意力不集中（课堂上经常走神，或外表安静实则胡思乱想、听而不闻，做事时注意力仅能集中一小段时间，因此常不能完成作业，虎头蛇尾），情绪易冲动（情绪不稳，易于激动、不安，经常惹事，个别患儿出现听觉、视觉障碍，不能分辨相似的声音）等多动症症状时，家长可以给孩子做以下推拿手法：

1 点按穴位

孩子取仰卧位，家长站在孩子的侧方，分别点按百会（头顶正中线与两耳尖连线的交点处）、四神聪（头顶百会穴前、后、左、右各旁开1寸处）、印堂（眉心）等穴位。反复操作10次。

2 补脾经

孩子取仰卧位，家长站在孩子的侧方，一手托住孩子的手掌，另一手以拇指罗纹面在其拇指指端罗纹面上做顺时针方向的旋转推动，也可以将孩子拇指屈曲，家长以拇指罗纹面循其拇指外侧缘从指尖向指根直推，统称为"补脾经"，反复操作100次。

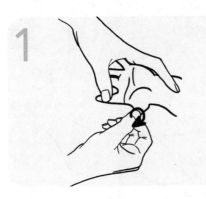

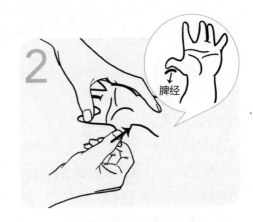

脾经

③ 推肾经

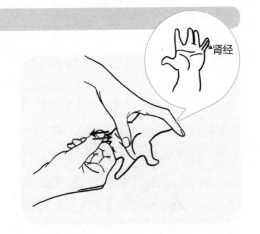

肾经

孩子取仰卧位，家长站在孩子的侧方，一手托住孩子的手掌，另一手以拇指指腹从其小指指尖至其指根方向往返直推，称为"推肾经"，反复操作200次。

④ 揉足三里

孩子取仰卧位，家长站在孩子的侧方，以一手拇指于孩子足三里穴（小腿前外侧，髌骨与髌韧带外侧凹陷下3寸，距胫骨前缘一横指）上，施以点揉法3分钟。操作时，以拇指指端吸定于足三里穴上，以肢体的近端带动远端做带动深层组织的小幅度环旋揉动，压力要均匀，动作要协调、有节律。

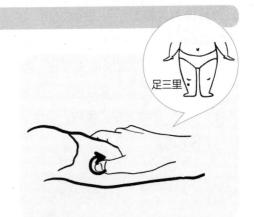

足三里

⑤ 揉三阴交

孩子取正坐位，家长站在孩子的前方，一手托住孩子小腿，另一手拇指点按于其三阴交穴（内踝上3寸处），施以点揉法3分钟。家长以拇指指端吸定于三阴交穴上，以肢体的近端带动远端做带动深层组织的小幅度环旋揉动，压力要均匀，动作要协调、有节律。

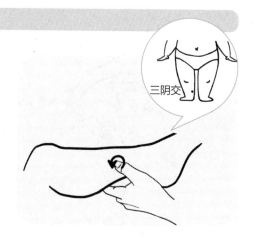

三阴交

⑥ 捏脊

孩子取俯卧位，家长双手食指抵于孩子背脊之上，再以两手拇指伸向食指前方，合力挟住孩子背脊部的肌肉，捏起，采用食指向前、拇指后退之翻卷动作，两手交替向前移动。自长强穴（尾骨端下，当尾骨端与肛门连线中点处）起一直捏到大椎穴（后正中线上，第7颈椎棘突下凹陷中）为1次。如此反复操作5~6次。注意要沿直线捏，所捏皮肤的厚、薄、松、紧应适宜，捏拿速度要适中，动作轻快、柔和，避免肌肤从手指尖滑脱。

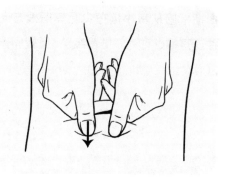

7 揉涌泉

孩子取仰卧位，家长站在孩子的侧方，一手托住孩子足跟，另一手以拇指罗纹面揉其涌泉穴（足底部，卷足时足前部凹陷处，约当足底第2、3趾趾缝纹头与足跟连线的前1/3与后1/3交点处）50~100次。

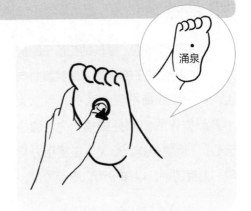

涌泉

中医学认为，小儿多动症可分为肝肾阴亏、心脾两虚、心肝火盛和痰热内扰四型。因此，家长需要先对孩子的多动症进行辨证分型，然后再针对不同类型的小儿多动症，配伍一些补充推拿手法，以便于孩子更快恢复健康。

当孩子多动症表现为思想涣散，易于忘事，梦多寐少，五心烦热，面部烘热，烦躁不安或郁郁不乐，动作笨拙，多动多语，兴趣多变，唇舌干红，舌红少苔或无苔，指纹鲜红，则为肝肾阴亏，家长可以进行以上推拿手法。

当孩子多动症表现为记忆力差，思想不专，神情呆钝，动作迟缓，反应慢，忘事较快，形体瘦弱，面黄少华或萎黄，纳呆食少，大便溏薄或秘结，舌淡苔少，指纹淡红，则为心脾两虚，家长可以进行以上推拿手法。

当孩子多动症表现为急躁易怒，暴戾不驯，行为冲动，固执乖僻，多语不休，言语、动作不避亲疏，口干喜冷饮，时有头晕目眩，舌红苔黄，指纹紫红，则为心肝火盛，家长可以配伍以下推拿手法：

1 揉小天心

孩子取仰卧位，家长站在孩子的侧方，一手托住孩子的手掌，使其掌心向上，另一手以拇指罗纹面在其手掌大小鱼际交界的凹陷处按揉，为"揉小天心"，反复操作300次。注意用力均匀，力度适中，以孩子可以忍受为度。

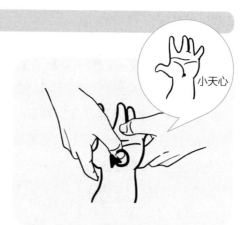

2 清肝经

孩子取抱坐位或仰卧位，家长站在孩子的侧方，一手托住孩子的手掌，另一手以拇指指腹从其食指指根向指尖方向直推，称为"清肝经"，反复操作100次。

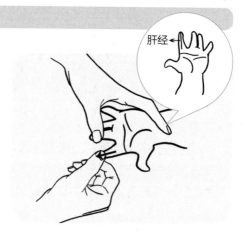

3 清心经

孩子取仰卧位，家长站在孩子的侧方，一手托住孩子手掌，另一手以拇指罗纹面从其中指指根向指尖方向直推，称为"清心经"，反复操作200次。

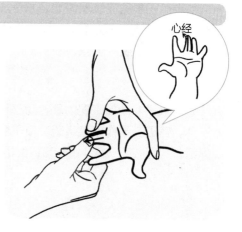

当孩子多动症表现为烦躁不安，多动不宁，反复无常，胸闷脘痞腹胀，口中热臭，吐痰黄稠或有块，小便赤涩，舌红，苔黄黏腻，指纹色红，则为痰热内扰，家长可以配伍以下推拿手法：

① 清天河水

孩子取仰卧位，家长站在孩子的侧方，一手扶住孩子的前臂，另一手以食指、中指罗纹面沿着其前臂正中自腕部推向肘部，称为"清天河水"，反复操作100次。注意着力部位要紧贴皮肤，压力适中，做到轻而不浮，重而不滞。应沿着直线推动。

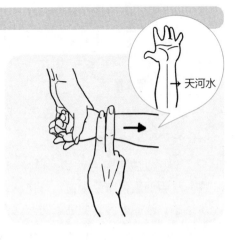

② 退六腑

孩子取仰卧位，家长站在孩子的侧方，一手扶住孩子的前臂，另一手以拇指或食指、中指指面沿着其前臂尺侧，从肘部向腕部直推，称为"退六腑"，反复操作300次。在推动的过程中，要注意指面紧贴孩子的皮肤，压力要适中。

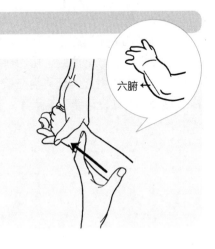

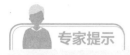

专家提示

1 让孩子建立规律的学习、生活习惯。
2 以鼓励的方式帮助患儿，要有耐心，绝不可一味责怪或打骂，以免孩子产生自卑和逆反心理。
3 必要时应及时至医院就诊。

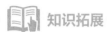

知识拓展

如何预防儿童多动症

一、孕妇怀孕期间

孕妇应注意陶冶性情，保持心情愉快、精神安宁，预防疾病，慎用药物，禁用烟酒，避免中毒、外伤及物理因素的影响；提倡婚前检查，避免近亲结婚，选择配偶时要注意对方是否有癫痫病、精神分裂症等精神疾患；适龄结婚，切勿早婚、早孕，也勿过于晚婚、晚孕，坚持优生优育。

二、孩子出生后

创造温馨和谐的生活环境，使孩子在轻松愉快的环境中成长；教育孩子应遵循因材施教的原则，切勿盲目望子成龙；尽量避免孩子玩含铅的漆制玩具，尤其不能将此类玩具含在孩子口中；注意合理饮食，均衡营养，使孩子养成良好的饮食习惯，不偏食、不挑食；让孩子保证充足的睡眠时间。

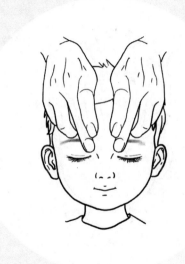

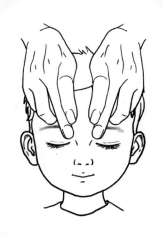